授業・実習・国試に役立つ

言語聴覚士ドリル プラス

吃音・流暢性障害

編集 **大塚裕一**
熊本保健科学大学保健科学部リハビリテーション

著 **土屋美智子**
日本聴能言語福祉学院聴能言語学科・補聴言語学科

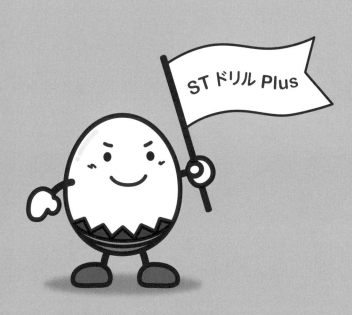

ST ドリル Plus

診断と治療社

刊行にあたって

　現在わが国には，およそ70校の言語聴覚士の養成校が存在します。言語聴覚士法（1997年）の成立時にはその数は数校程度だったのですが，20年あまりで増加し，県によっては複数校存在しているという状況になっています。言語聴覚士の養成は，さかのぼれば1971年，日本初の言語聴覚士養成校である国立聴力言語障害センター附属聴能言語専門職員養成所での大卒1年課程の開設が記念すべきスタートになるかと思います。その後，開設された養成校の養成課程は，高卒3年課程や高卒4年課程の専門学校，大学での4年課程，大卒を対象とした2年課程などさまざまで，現在これらの課程に加え専門職大学での養成課程が存在しています。

　言語聴覚士法が制定されてから，この約20年間での言語聴覚士にかかわる学問の進歩は著しく，教育現場で修得させなければならない知識・技術は増大する一方です。しかしながら入学してくる学生は，千差万別で従来の教育方法では十分な学習が困難となってきている状況もあります。

　今回，このような状況を改善する方策の1つとして，修得すべき基本知識を体系的に示したドリルを作成してみました。内容は，言語聴覚士の養成校で学ぶべき言語聴覚障害を専門領域ごとにまとめてシリーズ化し，領域ごとのドリルの目次は統一したものとし，目次を統一したことで領域ごとの横のつながりも意識しやすくなるようにしました。

　特徴としては

① すべての養成課程の学生を対象にしたドリルであること
② 日々の専門領域講義の復習のみならず，実習，国家試験にも対応できる基本的な内容を網羅していること
③ 専門領域ごとにまとめたドリルであるが目次が統一されており，領域ごとの横のつながりが意識しやすいこと

などがあげられます。

　対象は学生ということを念頭においてシリーズ化したのですが，臨床現場で活躍されている言語聴覚士にも，基本的な知識の整理という意味で使用していただくことも可能かと考えています。

　最後に，この『ドリルプラス』シリーズが有効活用され言語聴覚士養成校の学生の学びの一助となることを期待します。

令和元年12月

大塚裕一

吃音臨床家として，言語聴覚士養成校教員として

　あなたは，どのような目的で本ドリルを手に取ったのでしょうか。国家試験対策，あるいは授業や実習での予習・復習のためでしょうか。

　筆者と吃音のかかわりは，正直にいうと「目の前のことに必死に取り組んでいたら，ここまで来てしまった」といったところでしょうか。

　筆者は養成校を卒業後，総合病院で1歳児～90代の方まで，さまざまな言語聴覚障害の患者様のリハビリテーションにかかわり，患者様やご家族と一緒に心から喜べる（落ち込むこともありましたが），忙しくも充実した日々を送っていました。

　数年後，実家近くで転職先を探していた時，ひょんなことから母校の都筑澄夫先生にお誘いを受け教員として勤務することになったのですが，いつかまた臨床の現場に戻ろうと考えていた筆者は，どのような言語聴覚障害でも対応できる言語聴覚士を目指し，それまで経験したことのなかった吃音臨床を都筑先生から学ばせていただくことにしました。

　すると，いろいろな所へ相談しても吃音の指導を受けることができなくて，何年も（中には十数年以上も）つらく苦しい日々を過ごされてきた方やご家族が非常に多いことを目の当たりにし，衝撃を受けました。吃音を診る言語聴覚士がほとんどいなかったのです。「これはもう経験がなかろうがやるしかない」と思い，可能な限りすべての臨床の時間枠を吃音の患者様のために空けて日々取り組みましたが，とても追いつきませんでした。

　そこで，自分が現場に戻って一言語聴覚士として吃音の臨床をしても解決できる問題ではないと気付き，養成校の教員として，吃音臨床のできる言語聴覚士を育てなければならないと考えるようになったのです。

　近年注目されるようになった流暢性障害などはもちろん，吃音は他の言語聴覚障害の領域に比べると，まだ解明されていないことが多いです。それが吃音・流暢性障害をむずかしいと思わせる要因の一つです。でも，「ここまではわかっている。ここからはまだわかっていない」と正しい知識をもち，患者様やご家族と向き合おうとするだけでも立派な言語聴覚士だと思います。

　本ドリルは国家試験対策，授業や実習の予習・復習などにももちろん使えるようになっていますが，将来，吃音・流暢性障害の臨床に取り組むための基礎となるよう意識して書かせていただきました。ぜひ本ドリルを窓口として，吃音・流暢性障害に興味・関心をもって，将来，患者様やご家族のために第一歩を踏み出せる言語聴覚士となっていただきたいです。

令和元年12月

土屋美智子

編集者・著者紹介

編集者 ···

大塚裕一（おおつか　ゆういち）
熊本保健科学大学保健科学部リハビリテーション学科言語聴覚学専攻准教授

略　　　歴：1990 年日本聴能言語学院聴能言語学科卒業。2010 年熊本県立大学大学院文学研究科日本語日本文学専攻博士前期課程修了。1990 年 4 月より野村病院（宮崎県）勤務後 1996 年 9 月より菊南病院勤務，2012 年 4 月より現職。

所属学会等：熊本県言語聴覚士会監事，くまもと言語聴覚研究会代表，熊本摂食・嚥下リハビリテーション研究会運営委員。

おもな著書：「なるほど！失語症の評価と治療」（金原出版，2010），「失語症Q&A」（共著，新興医学出版社，2013），「絵でわかる失語症の症状と訓練」（医学と看護社，2015），「明日からの臨床・実習に使える言語聴覚障害診断」（医学と看護社，2016）等。

著　者 ···

土屋美智子（つちや　みちこ）
日本聴能言語福祉学院聴能言語学科・補聴言語学科統括主任

略　　　歴：1994 年名古屋大学卒業。1996 年日本聴能言語学院（現日本聴能言語福祉学院）聴能言語学科卒業。2018 年名古屋大学大学院教育発達科学研究科博士前期課程修了。同年より大阪大学大学院連合小児発達学研究科。1996 年 4 月よりヨナハ総合病院（三重県）勤務後，1999 年より日本聴能言語学院（現日本聴能言語福祉学院）聴能言語学科専任教員，若宮診療所（現若宮ことばの支援室），2011 年に教務主任，2019 年より現職。

所属学会等：日本吃音・流暢性障害学会，日本言語聴覚士協会，日本音声言語医学会，愛知県言語聴覚士会監事。

おもな著書：「言語聴覚療法シリーズ 13　改訂　吃音」（共著，建帛社，2008）。

Contents

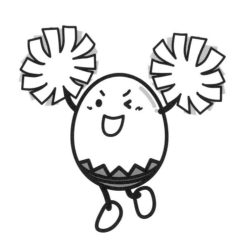

本ドリルの使い方

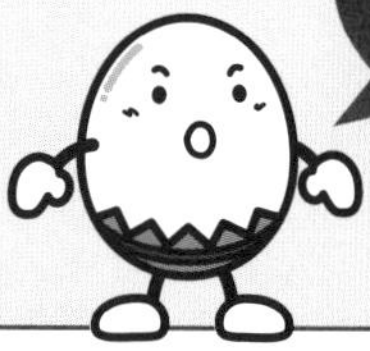

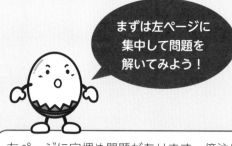

まずは左ページに
集中して問題を
解いてみよう！

左ページに穴埋め問題があります。傍注には「HINT」「MEMO」を掲載しているので，解答の参考にして解いてみましょう。

右ページには「読み解くためのKeyword」として，重要用語を解説しています。知識をより深めましょう！

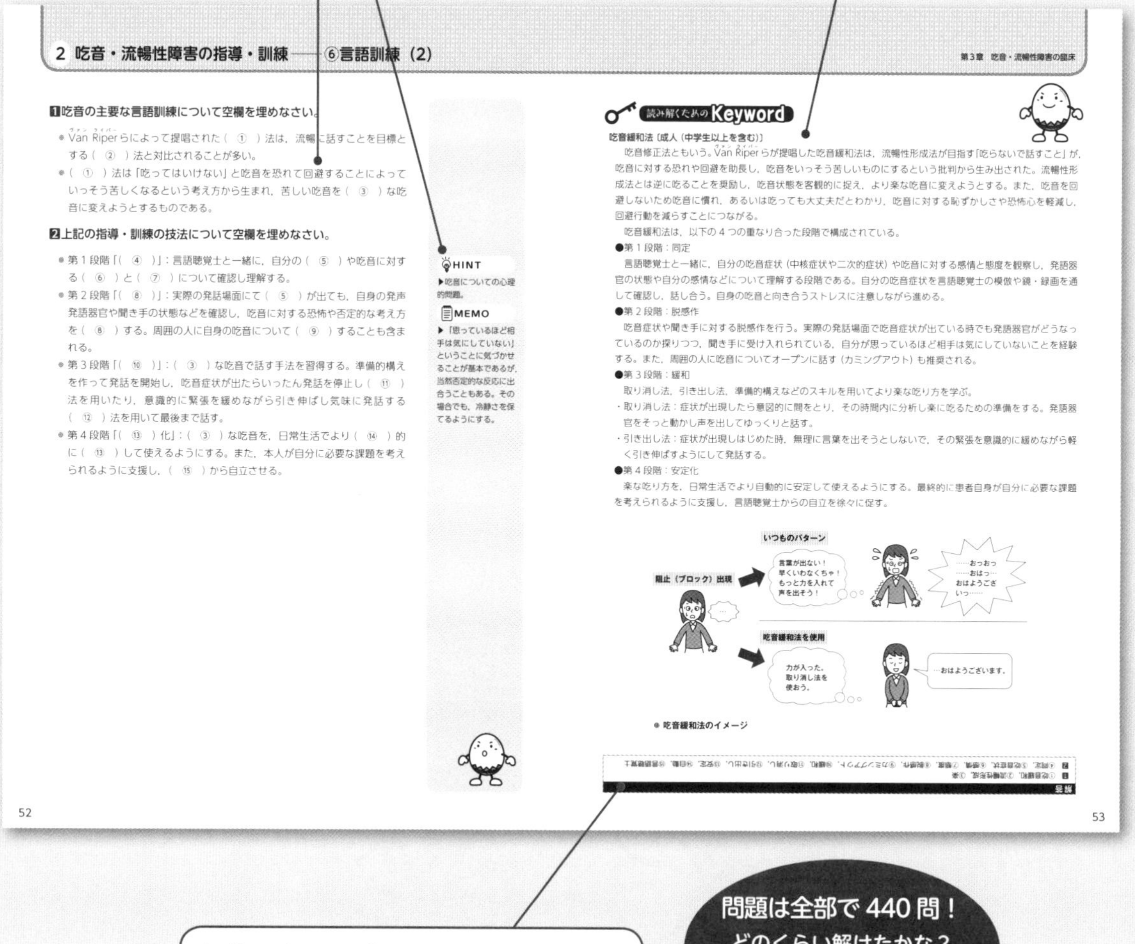

2 吃音・流暢性障害の指導・訓練――⑥言語訓練（2）

第3章　吃音・流暢性障害の臨床

1 吃音の主要な言語訓練について空欄を埋めなさい。

- Van Riper（ヴァン ライパー）らによって提唱された（　①　）法は，流暢に話すことを目標とする（　②　）法と対比されることが多い。
- （　①　）法は「吃ってはいけない」と吃音を恐れて回避することによっていっそう苦しくなるという考え方から生まれ，苦しい吃音を（　③　）な吃音に変えようとするものである。

2 上記の指導・訓練の技法について空欄を埋めなさい。

- 第1段階「（　④　）」：言語聴覚士と一緒に，自分の（　⑤　）や吃音に対する（　⑥　）と（　⑦　）について確認し理解する。
- 第2段階「（　⑧　）」：実際の発話場面にて（　⑤　）が出ても，自身の発声発語器官や聞き手の状態などを確認し，吃音に対する恐怖や否定的な考え方を（　⑧　）する。周囲の人に自身の吃音について（　⑨　）することも含まれる。
- 第3段階「（　⑩　）」：（　③　）な吃音で話す手法を習得する。準備的構えを作って発話を開始し，吃音症状が出たらいったん発話を停止し（　⑪　）法を用いたり，意識的に緊張を緩めながら引き伸ばし気味に発話する（　⑫　）法を用いて最後まで話す。
- 第4段階「（　⑬　）化」：（　③　）な吃音を，日常生活でより（　⑭　）的に（　⑬　）して使えるようにする。また，本人が自分に必要な課題を考えられるように支援し，（　⑮　）から自立させる。

HINT
▶吃音についての心理的問題。

MEMO
▶「思っているほど相手は気にしていない」ということに気づかせることが基本であるが，当然否定的な反応に出合うこともある。その場合でも，冷静さを保てるようにする。

52

読み解くためのKeyword

吃音緩和法〔成人（中学生以上を含む）〕

吃音修正法ともいう。Van Riper（ヴァン ライパー）らが提唱した吃音緩和法は，流暢性形成法が目指す「吃らないで話すこと」が，吃音に対する恐れや回避を助長し，吃音をいっそう苦しいものにするという批判から生み出された。流暢性形成法とは逆に吃ることを奨励し，吃音状態を客観的に捉え，より楽な吃音に変えようとする。また，吃音を回避しないため吃音に慣れ，あるいは吃っても大丈夫だとわかり，吃音に対する恥ずかしさや恐怖心を軽減し，回避行動を減らすことにつながる。

吃音緩和法は，以下の4つの重なり合った段階で構成されている。

●第1段階：同定

言語聴覚士と一緒に，自分の吃音症状（中核症状や二次的症状）や吃音に対する感情と態度を観察し，発語器官の状態や自分の感情などについて理解する段階である。自分の吃音症状を言語聴覚士の模倣や鏡・録画を通して確認し，話し合う。自身の吃音と向き合うストレスに注意しながら進める。

●第2段階：脱感作

吃音症状や聞き手に対する脱感作を行う。実際の発話場面で吃音症状が出ている時でも発語器官がどうなっているのか探りつつ，聞き手に受け入れられている，自分が思っているほど相手は気にしていないことを経験する。また，周囲の人に吃音についてオープンに話す（カミングアウト）も推奨される。

●第3段階：緩和

取り消し法，引き出し法，準備的構えなどのスキルを用いてより楽な吃り方を学ぶ。

・取り消し法：症状が出現したら意図的に間をとり，その時間内に分析し楽に吃るための準備をする。発語器官をそっと動かし声を出してゆっくりと話す。

・引き出し法：症状が出現しはじめた時，無理に言葉を出そうとしないで，その緊張を意識的に緩めながら軽く引き伸ばすようにして発話する。

●第4段階：安定化

楽な吃り方を，日常生活でより自動的に安定して使えるようにする。最終的に患者自身が自分に必要な課題を考えられるように支援し，言語聴覚士からの自立を徐々に促す。

● 吃音緩和法のイメージ

解答
1 ①吃音緩和，②流暢性形成，③楽
2 ④同定，⑤吃音症状，⑥感情，⑦態度，⑧脱感作，⑨カミングアウト，⑩緩和，⑪取り消し，⑫引き出し，⑬安定，⑭自動，⑮言語聴覚士

53

解答は右ページ下に掲載しています。

問題は全部で440問！
どのくらい解けたかな？
p. 68の採点表で
採点してみよう！

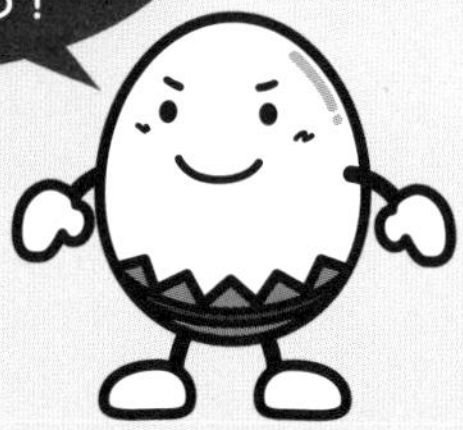

第 **1** 章

吃音・流暢性障害の歴史

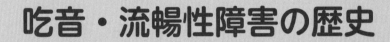

この章では吃音・流暢性障害に関するさまざまな歴史に
ついて学びます。古代，ヒポクラテスの時代から吃音は
存在し，人々は原因と治療法を追い求めてきました。古
典的な吃音の原因論についての理解は現代において吃音
を深く理解することに役立つはずです。また，日本の吃
音矯正施設やクラタリング研究の歴史についても概観し
ましょう。

1 吃音の古典的原因論

❶世界ではじめての科学的な吃音の原因論について空欄を埋めなさい。

- 1931 年，アメリカで Orton と Travis が（　①　）説を提唱し，吃音は大脳の（　②　）の未確立が原因という仮説を立てた。一度は廃れたが，近年，脳科学の発達により見直されてきた。

❷古典的原因論の 1 つである知覚欠陥説について空欄を埋めなさい。

- Lee は遅延聴覚フィードバック装置，すなわち（　③　）を非吃音者が使用して話すと吃音のような発話になることを発見した。
- 後に，吃音者が（　③　）を使用すると，吃音症状が減少することがわかり，吃音者は（　④　）に問題があるという説が発表された。

❸古典的原因論の 1 つである診断起因説について空欄を埋めなさい。

- 1959 年，（　⑤　）が発表した診断起因説が一世を風靡した。診断起因説は，幼児の正常範囲の（　⑥　）を，保護者が吃音であると「診断」し，指摘をしたり言い直しをさせたりすることで，本人にプレッシャーを与え，発話を過剰に（　⑦　）させることによって，本当の吃音にしてしまうという説である。
- 診断起因説は，吃音の子どもの発話を指摘しないなどのかかわり方を提示した功績はあるものの，「（　⑧　）が悪くて吃音になった」，「子どもと吃音の話をしてはいけない」などと誤解の元となった。現在，吃音の素養のない子どもが保護者のせいで吃音になることはないとされ，診断起因説は否定されている。

💡**HINT**

▶この頃，大脳の左半球が右半身を，右半球が左半身を支配していることや言語中枢が左半球にあることなどが発見された。

📝**MEMO**

▶海外では補聴器のように小型化されたものを治療に使用しているが，阻止（ブロック）には効果がない，会話には効果がないなど問題点も多い。

📝**MEMO**

▶日本では診断起因説が永らく流布しており，保護者は罪悪感を抱えていたり，子どもの吃音に気がついていないかのように振る舞うよう指導されることが未だにある。

読み解くための Keyword

Orton と Travis の大脳半球優位支配説

　吃音の最初の科学的研究は，1931年，アメリカのOrton と Travis による大脳半球優位支配説であるとされる。Orton と Travis は，口唇や舌などの構音器官は，左右一側ずつがそれぞれ左右の脳から微妙にタイミングのずれた指令を受けているものの，優位半球が非優位半球をリードすることで正確に同調して動くと考えた。一般的に非吃音者は左脳が優位であるが，当時，吃音者は左利きや両利きが多いとされ，優位半球の未確立による構音運動の混乱が吃音の原因とされた。

　後の研究で，吃音発症と利き手矯正は関係ないことが証明され，大脳半球優位支配説は否定され忘れられていった。しかし，近年，大脳半球優位支配説を再評価しようという動きが出てきている（p.15 参照）。

DAF と知覚欠陥説

　Lee は，非吃音者がDAF（遅延聴覚フィードバック装置，delayed auditory feedback）を用いて発話すると，語音の繰り返しなど吃音様の発話が出現することを発見し「人工吃」とした。後に，一部の吃音者がDAFを使用すると，逆に吃音症状が軽減することが明らかになり，吃音の原因を聴覚フィードバックの問題だとする理論が提唱されるようになった。

Johnson の診断起因説

　Johnson は1959年，「吃音は親の耳からはじまる」と，吃音の原因論として非常に有名な診断起因説を論文のかたちで発表した。幼児期の正常な非流暢性を，保護者が「吃音」と判断（「診断」）して，言い直しをさせるなど，子どもにプレッシャーを与え，話し方を意識させることで本当の吃音になるとした。この考え方は，吃音の発生における環境の役割の重要性を示唆した点では画期的であり，当時欧米では吃音臨床において保護者のカウンセリングが盛んとなった。しかし，一方で「吃音の原因は100％保護者の接し方のせい」，「吃音を意識させてしまうので子どもと吃音の話をしてはいけない」などという誤解を与える危険性があった。

　その後の研究により，環境要因（保護者の接し方）だけで吃音が出現するという考え方は否定された。

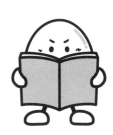

解答
1　①脳未発達や支配，②優位半球
2　③聴覚フィードバック，④delayed auditory feedback），⑥非流暢性，⑦意識，⑧保護者の接し方
3　⑤Johnson（ジョンソン），

2 日本の吃音・流暢性障害における指導・訓練の歴史

❶日本の吃音矯正施設での指導・訓練の歴史について空欄を埋めなさい。

● 明治時代に（ ① ）が作った（ ② ）が日本で最初の吃音矯正施設であり，当時はドイツやアメリカよりもすぐれた指導をしていると評判であった。

● 3週間の入所期間中に，（ ② ）で行われた指導内容は，（ ③ ）とハヘホ法などとよばれる発声練習，「（ ④ ）をかけても吃音を全治しなければならぬと決心する」精神強化であった。

● （ ② ）は，30年間で（ ⑤ ）人以上の吃音者を治したとの記録があるが，一時的に吃音は治ったように見えても，日常生活に戻ると吃音はたちまち元通りになったといわれている。

❷クラタリング研究の歴史について空欄を埋めなさい。

● 音声言語学者の（ ⑥ ）は，クラタリングの必須症状として「著しい（ ⑦ ），本人の（ ⑧ ）の欠如，（ ⑨ ）の困難，短い attention span」をあげた。さらに「（ ⑩ ）および文の形成障害，過剰に速い（ ⑪ ）といったような症状によって特徴づけられる話し言葉の障害」と記した。

● 日本では，クラタリングは（ ⑫ ）症とよばれていた。

● 近年，Daly（ダリー）らによるクラタリングの（ ⑬ ）が作成された。この（ ⑬ ）は，宮本によって日本に紹介され，臨床現場での活用が期待される。

💡HINT

▶ （ ① ）は吃音は習慣や癖であり，個人の努力により治せると考えていたため，このような指導がなされたとされる。

📝MEMO

▶それどころか，帰りの電車の切符を駅で買おうとして（吃音により）言葉が出なかったという話もある。

読み解くための Keyword

伊沢修二と楽石社

　日本における吃音治療の歴史として，明治時代（1903 年）に，文部省の高級官僚であった伊沢修二が，楽石社という日本で最初の吃音矯正施設を設立したことは有名である（伊沢の弟は吃音であった）。当時，伊沢の手法は海外でも紹介され，国からも莫大な寄付金を得ていた。その内容は，腹式呼吸，発声練習（ハヘホ法，引き伸ばし法），「死をかけても吃音を全治しなければならぬと決心する」という精神強化訓練[1]を 3 週間の入所訓練で行うというものであった。

　楽石社は 30 年間で 2 万人以上の吃音者を治したとの記録がある。しかし，多くの時間とお金，労力が費やされるにもかかわらず，集中した訓練の場では吃音が軽減するが，日常生活では違和感がある発話方法のため使用できず，あるいはしばらくすると元通りになることがほとんどであった。

クラタリング（cluttering）研究の歴史

　ヨーロッパでは，18 世紀にはクラタリングは発話だけではなく思考過程での障害に関連するものであるとされていたが，アメリカでは第二次世界大戦中に音声言語学者である Weiss が記した書物によって紹介された。Weiss は，CLI（中枢性言語障害，central language imbalance）という概念を提唱し，「クラタリングは，著しい繰り返し症状，本人の自覚の欠如，集中の困難と短い attention span を必須症状とし，話し言葉の認識・構音および文の形成障害，過剰に速い発話速度といったような症状によって特徴づけられる話し言葉の障害」[2]と記したが，症状が広範囲にわたり，理解しにくく，定義を確立することは困難とされた（ちなみに，日本では，クラタリングは「早口症」とよばれていた）。1990 年以降，クラタリングは Daly らにより定義の確立や実用的な診断チェックリストの作成が試みられ，日本でも宮本によって日本語版が作成された。

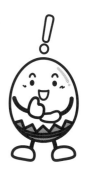

MEMO

第 **2** 章

吃音・流暢性障害の基礎

この章では吃音・流暢性障害の定義や吃音の発生率，有症率，解剖・生理，吃音症状，進展段階など，吃音・流暢性障害の基礎的な知識を身につけましょう。「吃音」には，実はいろいろな吃音があります。また近年，「流暢性障害」という用語も使われるようになりました。これらの違いを理解しましょう。そして言語症状をはじめ，さまざまな吃音症状を理解し，発症後の変化を進展段階によって確認しましょう。

■吃音の定義や原因について空欄を埋めなさい。

- 吃音とは，話し言葉を発する時，第一音や途中の音が詰まったり，同じ音を何度も（　①　）たり，音を（　②　）たりするなどの言語症状の出現により，円滑に話すことができない，つまり（　③　）な状態である。

- 吃音の問題は言語症状だけでなく，そこから派生する（　④　）や（　⑤　）的・社会的問題なども含まれると考えるべきである。

- 吃音の原因は（　⑥　）とされているが，吃音になりやすい（　⑦　）的要因や発達的要因，周囲の人との関係や生活上の出来事などの（　⑧　）的要因などが複合的に絡み合って発症する可能性があるといわれている。

■吃音の発生率，有症率，男女比，自然治癒率などについて空欄を埋めなさい。

- 国や人種などに関係なく，発生率は（　⑨　）％，成人の有症率は約（　⑩　）％とされている。わが国では，それらの基本的なデータもほとんど存在していないのが実情であり，近年調査が進められている。

- ほとんどが（　⑪　）〜（　⑫　）歳の（　⑬　）期に発症する。

- 男女比は，発吃後まもなくの頃はあまりないといわれているが，成人では（　⑭　）：1で（　⑮　）性に多い。これは，（　⑯　）児の治癒率が高いことを意味する。

- 発症した吃音児のうち約（　⑰　）割は，自然治癒するといわれているが，一方で治癒しない例も少なからず存在する。

📓**MEMO**
▶症状の詳細は p.17-19 参照。

💡**HINT**
▶（　③　）は失語症で同じ用語を用いるが，定義が異なるので注意。

💡**HINT**
▶（　⑤　）は吃音を恥ずかしがったり，恐れたりする。

📓**MEMO**
▶有症率とは全人口における吃音のある人の確率。

💡**HINT**
▶二語文が出現する頃から言語発達が著しい時期に発症しやすい。

読み解くための Keyword

吃音の定義と原因

　一般に吃音は「み，み，みかん」のように語頭音を繰り返す非流暢な発話というイメージをもたれやすいが，それは吃音のごく一部にすぎない。実はそれ以外にも言語症状は多くの種類がある。『広辞苑 第六版』によれば，吃音とは「発音の際，第一音が容易に出ない，繰り返す，引き伸ばすなど円滑に話せない状態」[3] である。「円滑に話せない」ことを「非流暢」というが，上記の非流暢な症状を吃音中核症状という。

　しかし臨床家としては，吃音の問題を言語症状（非流暢性）であるととらえるべきではない。言語症状だけをみていても問題は解決しないことが多い。吃音の全体像をとらえるためには，非流暢性そのものである言語症状とともに，そこから派生する二次的症状（言語症状の出現とともに現れる過剰な身体の動きや吃音を抑えようとして行うさまざまな工夫・回避，p.17 - 19 参照）や心理的・社会的問題（p.21 参照）など，多岐にわたってみる必要がある。DSM- 5 の診断基準も参照してほしい（p.13 参照）。

　吃音の詳しい原因はまだ不明であるが，体質的要因（p.15 参照），発達的要因，環境要因などが，お互いに影響し合って発症するといわれている。

吃音の発生率，有症率

　吃音の発生率は，国や人種，文化に関係なく約 5 ％，有症率は約 1 ％[4] とされている。子どもが二語文以上の複雑な発話を開始してから発症することが多く，ほとんどが幼児期（2 ～ 5 歳）の発症である。

吃音の男女比，自然治癒率

　男女比は 3 ～ 5 : 1 くらいで男性に多いが[4]，低年齢の場合は 1 : 1 に近く，女児の治癒率が高いことが推察される。発症した吃音例のうち約 8 割は自然治癒するとされている[5]。しかし，残りの約 2 割は治癒せず，発症率の高さから考えるとその数は決して少なくない。「いずれよくなるから様子をみましょう」などの安易な経過観察は慎みたい。

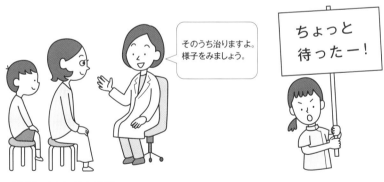

● 望ましくない対応の例

1 吃音の分類について空欄を埋めなさい。

- 吃音には（　①　）と獲得性吃音の2種類がある。
- 一般に,「吃音」という用語を用いる場合, ほとんどは（　①　）のことをさし, 吃音の約（　②　）割を占める。
- 獲得性吃音は, 主として（　③　）期以降に発症する。
- 獲得性吃音は, さらに（　④　）や頭部外傷など脳の損傷が原因となって起こる（　⑤　）と, 心的なストレスや外傷体験が要因で起こる（　⑥　）に分類される。

2 クラタリングについて空欄を埋めなさい。

- クラタリングの暫定的定義は,「（　⑦　）過ぎると知覚されたり, 速度が（　⑧　）過ぎたり, あるいはその両方であるような部分が会話に出現する（　⑨　）性障害である。さらに『過剰な（　⑩　）症状』,『過剰な音節の（　⑪　）あるいは省略』,『異常なポーズ (間), 音節の強勢, あるいは発話リズム』の3つのうち, 1つ以上を伴うことが必須」である[5,6]。
- さらに, 話し言葉 (speech) の障害以外に言語的な（　⑫　）上の問題など多様な問題が指摘されている。
- 自身の発話の問題について関心を示（　⑬　）といわれ, 症状は（　⑭　）している時は出現しにくい。
- クラタリングはまだ日本では知られておらず,（　⑮　）と誤解されていることが懸念される。

3 発達性吃音や他の流暢性障害の違いについて空欄を埋めなさい。

- 歌やDAFなどの条件により, 発達性吃音は症状が改善（　⑯　）が, 獲得性吃音は改善（　⑰　）。
- 自覚の有無については, 発達性吃音はあり, 獲得性吃音は（　⑱　）, クラタリングは（　⑲　）の場合が多い。
- 不安や恐れの有無については, 発達性吃音はあり, 獲得性吃音は（　⑳　）, クラタリングは（　㉑　）とされている。
- 治癒率については, 発達性吃音に比較して獲得性神経原性吃音は（　㉒　）といわれている。

📝MEMO
▶ 10歳未満では他の発話や言語の障害との鑑別診断を慎重に行う必要がある。

📝MEMO
▶クラタリングは日本では早口症といわれていたことから, 発話の速さのみがクローズアップされるきらいがあるが, 発話の速さは必須ではない。

💡HINT
▶（　⑪　）について吃音と異なり, 語句の繰り返しや挿入が多い。

📝MEMO
▶その他, 斉読やマスキングでも差がある。

💡HINT
▶（　⑯　）,（　⑰　）は「する」か「しない」か。

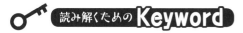

読み解くための Keyword

吃音の分類（発達性吃音と獲得性吃音）

　吃音には発達性吃音と獲得性吃音がある。吃音の9割は幼児期に発症する発達性吃音である（成人の吃音のほとんどは幼児期に発症して治癒しなかったものである）。一般的に「吃音」という用語が用いられる場合は，ほとんど発達性吃音のことである。本ドリルでは特に断りがない限り，「吃音」という用語を発達性吃音の意味で用いる。

　一方，獲得性吃音は一般に思春期以降に発症する。脳血管障害（脳梗塞など）や変性疾患などの神経学的疾患や頭部外傷などによる脳損傷により発症する獲得性神経原性吃音と，神経学的異常を認めず，心的なストレスや外傷体験に続いて生じる獲得性心因性吃音がある。発達性吃音とは症状や特徴が異なるため，治療法も異なるとされている。

クラタリング（早口症，早口言語症）

　流暢性障害（表）[7]の1つであるクラタリングは，異種の性質が混在しており，普遍的な統一的見解を示すのは容易ではない。現在のところ，St. Louis らによる国際的な暫定的定義は，「速過ぎると知覚されたり，速度が不規則過ぎたり，あるいはその両方であるような部分が会話に出現する流暢性障害である。さらに『過剰な正常範囲非流暢性症状』，『過剰な音節の崩壊あるいは省略』，『異常なポーズ（間），音節の強勢，あるいは発話リズム』の3つのうち，1つ以上を伴うことが必須」であるとされている[5,6]。

　従来，上記のような話し言葉（speech）の障害以外に，「言語的な構成能力上の問題」など言語（language）の障害の存在が指摘されてきたが，それらは発話速度が速すぎる結果として二次的に生じている可能性がある。いずれにせよコミュニケーション上の問題は多岐にわたるが，自身の発話をモニターする能力が低いためあまり本人の自覚はなく，発話時に不安・恐れを示すことはないとされる。しかし，自分の発話が相手に理解されず何度も言い直しをさせられる経験が積み重なれば，発話に対して漠然とした不安・恐れを感じることもありうる。緊張している時のほうが症状は出現しにくい。

　日本ではクラタリングはまだあまり知られておらず，吃音と混同されている可能性がある。まず第一歩としてクラタリングの正しい理解が重要となる。

● 流暢性障害

	発達性吃音	獲得性吃音		クラタリング （発達性吃音との合併あり）
		神経原性	心因性	
発症	幼児・学童期	脳血管障害，頭部外傷などの後	心理的問題後	（幼児？）学童期
症状特徴	吃音中核症状	吃音中核症状	吃音中核症状	速い発話速度（変速的）・衝動的な話し方 挿入，語句の繰り返しなど （その他の非流暢性）
症状生起位置	文頭，語頭が主	語中・語尾も	語中・語尾も	語間
歌，斉読，DAF，マスキングでの症状改善	あり	なし	なし	―
適応・一貫性効果	あり	なし	なし	―
自覚	あり	あり	あり	ない場合が多い
不安・恐れ	あり	なし（苛立ち）	なし	なし
治療	自然治癒率75％	治癒率低い	さまざま	治癒率低い？

〔大森孝一，他（編），原由紀（著）：XI 発声発語障害学 4.吃音．言語聴覚士テキスト．第3版，医歯薬出版，397，2018 より一部改変〕

1 吃音・流暢性障害の定義 ── ③流暢性障害

1 流暢性障害について空欄を埋めなさい。

- 流暢性障害は発話の（　①　）を主要症状とする障害である。
- 流暢性障害は，中核的なものとして（　②　）性吃音が存在し，さらに，（　③　）性吃音，（　④　）などを含む。
- わが国では，これらを包括する表現として，「（　⑤　）・（　⑥　）障害」を用いることも多い。

2 DSM-5での変更について空欄を埋めなさい。

- 2013年，DSM-Ⅳ-TRがDSM-5に改訂され，吃音は「（　⑦　）（吃音）」，あるいは「（　⑧　）障害（吃音）」という用語に変わった。
- DSM-5によれば，「（　⑦　）（吃音）／（　⑧　）障害（吃音）」は，「会話の正常な（　⑨　）と時間的構成における困難，その人の（　⑩　）や言語技能に不相応で，長期間にわたって続き，以下の1つ（またはそれ以上）のことがしばしば明らかに起こることによって特徴づけられる」とされた。
- 上記の「以下の1つ（またはそれ以上）のこと」とは，1．音声と音節の（　⑪　），2．子音と母音の音声の延長，3．単語が途切れること，4．聴き取れる，または無言状態での（　⑫　），5．（　⑬　）の言い方（問題の言葉を避けて他の単語を使う），6．過剰な身体的（　⑭　）とともに発せられる言葉，7．単音節の単語の反復である。
- 上記の1～4は言語症状（非流暢性）に，（　⑮　）は工夫に該当すると考えられる。
- 話すことの（　⑯　）や（　⑰　）参加，学業的または職業的遂行能力の制限なども診断基準に盛り込まれている。

HINT
▶日本における流暢性障害の主要な学会名にも用いられている。

HINT
▶最大の特徴と発症時期が名称に盛り込まれた。また，遅発性の症例は成人期発症流暢症（障害）である。

MEMO
▶ 2. は引き伸ばしのこと。

HINT
▶（　⑭　）には随伴症状的な要素が含まれている。

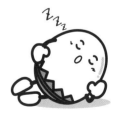

読み解くための Keyword

小児期発症流暢症（吃音）/小児期発症流暢障害（吃音）と流暢性障害

　　2013 年に DSM-5 が刊行され，吃音は，小児期発症流暢症（吃音）/小児期発症流暢障害（吃音）〔Childhood-Onset Fluency Disorder (Stuttering)〕に変更となった（表）[8]。吃音の意識や回避，随伴症状，予期不安，社会活動の制限についての記載がある。

　　またこの変更により，発話の非流暢性を主症状とする障害全体をさす用語である「流暢性障害」が明記された。したがって流暢性障害は，中核的存在として発達性吃音があり，その他として獲得性吃音やクラタリングなども含む。現状では，発達性吃音と他の流暢性障害をあわせて表現する際は，「吃音・流暢性障害」と併記することも多い（たとえば日本における流暢性障害の主要な学会名は日本吃音・流暢性障害学会である）。

● **小児期発症流暢症（吃音）/小児期発症流暢障害（吃音）の診断基準（DSM-5）**

A. 会話の正常な流暢性と時間的構成における困難，その人の年齢や言語技能に不相応で，長期間にわたって続き，以下の1つ（またはそれ以上）のことがしばしば明らかに起こることによって特徴づけられる。 　　1. 音声と音節の繰り返し 　　2. 子音と母音の音声の延長 　　3. 単語が途切れること（例：1つの単語の中での休止） 　　4. 聴き取れる，または無言状態での停止（発声を伴った，または伴わない会話の休止） 　　5. 遠回しの言い方（問題の言葉を避けて他の単語を使う） 　　6. 過剰な身体的緊張とともに発せられる言葉 　　7. 単音節の単語の反復（例：I-I-I see him）
B. その障害は，話すことの不安，または効果的なコミュニケーション，社会参加，学業的または職業的遂行能力の制限のどれか1つ，またはその複数の組み合わせを引き起こす。
C. 症状の始まりは発達期早期である〔注：遅発性の症例は成人期発症流暢症と診断される〕。
D. その障害は，言語運動または感覚器の欠陥，神経損傷（例：脳血管障害，脳腫瘍，頭部外傷）に関連する非流暢性，または他の医学的疾患によるものではなく，他の精神疾患ではうまく説明されない。

〔日本精神神経学会（日本語版用語監修），高橋三郎，他（監訳）：Ⅱ　診断基準とコード　1 神経発達症群/神経発達障害群．DSM-5 精神疾患の診断・統計マニュアル．医学書院，44-45，2014〕

2 吃音・流暢性障害にかかわる解剖・生理 ── ①吃音の解剖・生理

■ 吃音の解剖・生理について空欄を埋めなさい。

- 吃音は（　①　）を言う時や歌を歌う時，人と同時に話す，つまり（　②　）する時などは症状が出ないなど，場面によって症状の出現の仕方に著しい差がある。
- 一方で，まったく問題なく流暢に話せることもあり，（　③　）の構造・機能の基本部分には問題がないといえる。

■ 吃音の遺伝について空欄を埋めなさい。

- 従来より吃音と遺伝の関係は研究が続けられており，（　④　）研究や双生児研究，（　⑤　）研究などが知られている。
- （　④　）研究では，発吃後間もない子どもの第一度近親（親ときょうだい）に吃音者がいる割合は約（　⑥　）％であり，非常に高率であることから，吃音は（　④　）に伝わる傾向があることがわかる。
- 双生児研究では，吃音の原因は体質，つまり（　⑦　）などの内的要因が約（　⑧　）％，そして（　⑨　），つまり外的要因が約（　⑩　）％の割合であることが示唆された。
- 近年，吃音に関連する（　⑪　）の研究もさかんである。

■ 吃音と脳科学について空欄を埋めなさい。

- 近年，脳の動的な活動を非（　⑫　）的に測定できる（　⑬　）断層法（positron emission tomography：PET）や近赤外線分光法（near-infrared spectroscopy：NIRS）などの機器を用いて，吃音者の発話時の脳活動の研究が進められている。
- これらの研究では，吃音者に，非吃音者と比較して（　⑭　）半球の活動の増大と（　⑮　）半球の聴覚野などの活動の低下が認められることが指摘されている。
- また，（　⑯　）訓練によって非流暢性が改善した吃音者の脳活動の比較では，訓練前に認められた（　⑭　）半球の過度な活動などが消失し，（　⑯　）訓練の有効性を示唆している。

MEMO

▶ 100％の遺伝子を共有している一卵性双生児と，50％の遺伝子を共有している二卵性双生児の吃音の一致率を調べた一連の研究も有名である。結果はいずれも一卵性双生児の一致率が高く，吃音の遺伝要因の関与が強く推測される。

HINT

▶ 非吃音者と逆である。

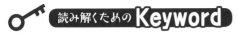

読み解くための **Keyword**

吃音の解剖・生理

　吃音児・者の発話の非流暢性は状況によって大きく変動し，独り言や歌唱，斉唱・斉読などいくつかの条件ではまったく吃音症状が出ないことも珍しくない。つまり，基本的な発声発語器官の構造や機能の異常は存在しないと考えられる。そして，吃音の原因および発症や進展のメカニズムはいまだ不明である。よって，「吃音の解剖・生理」として述べられることは少ないが，言語聴覚士として，以下の知見や理論については知っておきたい。

吃音と遺伝

　吃音児・者の血縁者には吃音者が多く，家系研究，双生児研究，養子研究によって古くから議論されてきた。

　吃音を発症したばかりの子どもの，親やきょうだいに吃音の人がいる割合は43%と非常に高いことがわかる。

　また，1991年にオーストラリアで行われた双生児研究では，吃音の原因は体質（遺伝子など内的要因）が約70%，環境（外的要因）が約30%であることが示された[9]。

　これらの結果からも，吃音発症には，遺伝的要因の影響が示され，非流暢な発話への指摘を含む保護者の育て方のせいで吃音になる訳ではないことがわかる。

　遺伝とはいっても，吃音そのものではなく，「高血圧やがんになりやすい体質」などと同様に，「吃音になりやすい体質」が遺伝すると考えられる。吃音のある人の子どもが必ず吃音になるともいえない。

　最近は遺伝子研究も注目されている。

吃音と脳科学

　近年，非侵襲的に脳の動的な活動を測定できるポジトロン断層法（positron emission tomography：PET）や近赤外線分光法（near-infrared spectroscopy：NIRS）などにより，吃音者（一部吃音児）の脳の研究がさかんである。これまでのところ，吃音者は非吃音者と比較して，①左半球活動低下，②右半球に活動増大，③大脳基底核や小脳，視床などの大脳以外の活動増大，などの報告がある。

　また，言語訓練を実施して非流暢性が改善した吃音者の脳の活動を測定したところ，右半球の過度な活動が正常化し，左半球の活動が増大したことが確認された。

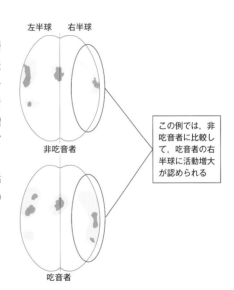

● 非吃音者と吃音者の音読時の脳活動のイメージの例

3 吃音症状と進展段階 ── ①吃音症状（非流暢性・二次的症状）

■1 吃音症状について空欄を埋めなさい。

● 『吃音検査法 第2版』の「吃音症状および非流暢性の分類」では，言語症状，つまり非流暢性は吃音者に特徴的なものである（　①　）と非吃音者にもみられる（　②　）に大別される。

■2 吃音の非流暢性について空欄を埋めなさい。

● （　①　）には，「みかん」を「mmmみかん」といった（　③　）や「みみみかん」のように（　④　）を繰り返す（　⑤　）の繰り返しがよく知られている。また，「みかみかん」となる（　⑥　）の繰り返しもある。他にも，子音や母音が不自然に長くなる（　⑦　）（例：「みーかん」）と，発話運動企画がありながら音声を発する直前に構音運動が停止してしまう（　⑧　）が含まれる。

● （　②　）には，（　⑨　）の繰り返しや（　⑩　），（　⑪　），間，（　⑫　）・言い直しが含まれる。

● （　⑩　）は，「えっと」，「あのね」など文脈からはずれた意味上不要な語音，語句である。（　⑪　）は，語中や文節中の緊張性を伴わない，音の連続性の瞬間的な（　⑬　）である。

● （　⑫　）・言い直しは，語・文節などが未完結に終わった場合，または言い間違いを正しく言い直した場合にその（　⑭　）部分をさす。「今日の，あ，今日はよい天気です」と言い間違えて修正した場合，「（　⑮　）」の部分を「言い直し」ととらえる。

■3 吃音検査法の二次的症状について空欄を埋めなさい。

● 吃音検査法の二次的症状には，（　⑯　）と工夫・（　⑰　），情緒性反応がある。

● （　⑯　）とは，正常な発話に必要とされる以上の身体の（　⑱　）や緊張である。

● 工夫・（　⑰　）には，吃音が生じた状態から脱しようとするために行う（　⑲　）や，吃音を生じさせないために行う（　⑳　）や助走，（　⑰　）が含まれる。

● （　⑰　）は，吃音に対する（　㉑　）が強くなり，吃音が出る言葉を避ける（例：語の（　㉒　）など）。

📝 MEMO
▶『吃音検査法 第2版』（学苑社）の付録DVDでは，阻止（ブロック）なども視覚的にとらえることができる。繰り返しの視聴をお薦めする。

📝 MEMO
▶繰り返しを「連発」，引き伸ばしを「伸発」，阻止（ブロック）を「難発」とする言い方もある。

💡 HINT
▶同じ繰り返しでも（　⑤　）との違いは？

📝 MEMO
▶「間」は「話そう」とは考えているが発話運動はまだ始まっていない静止状態であり，阻止（ブロック）は発話運動が既に始まっているが音声が実際に出る前に，途中で停止してしまう状態である（たとえば，「みかん」と言おうとして口唇を閉じたところで動けなくなってしまう状態）。

📝 MEMO
▶Guitar（ギター）は，二次的症状を学習される原理に基づいて逃避行動と回避行動に分けた。吃音検査法とは少し異なるが，これらの用語も調べてみよう。

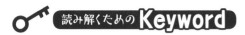

読み解くための **Keyword**

非流暢性（言語症状）

『吃音検査法 第2版（以下，吃音検査法）』（学苑社）によれば，非流暢性そのものである言語症状は，吃音に特徴的な非流暢性である「吃音中核症状」と非吃音児・者にも多くみられる非流暢性である「その他の非流暢性」[10] に分けられる（p.18 - 19の表参照）。

吃音中核症状

吃音中核症状は，繰り返し（「音・モーラ・音節の繰り返し」と「語の部分の繰り返し」），そして引き伸ばし，阻止（ブロック）の3種類（4症状）がある。

繰り返しや引き伸ばしには，緊張性がない（力の入っていない，楽な）ものと緊張性がある（力が入っている）ものがある。

その他の非流暢性

自分やクラスメイトの発話を意識して聞いてみると，「えっと，あのー」と意味上不必要な語が入っていたり，言葉を言い間違えて言い直したりするなど，「非流暢性」のある発話は珍しくない。吃音検査法では，このような吃音ではない人にもみられる非流暢性を「その他の非流暢性」とした。

吃音検査法における二次的症状

吃音には，非流暢性そのものである言語症状以外に，そこから派生する二次的症状も含まれ，随伴症状と工夫・回避，情緒性反応に分けられている（p.18 - 19の表参照）。

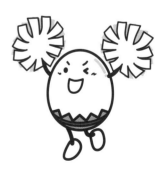

解答
1 ①吃音中核症状，②その他の非流暢性
2 ③音，④音節（モーラ），⑤音節，⑥語の部分，⑦引き伸ばし，⑧阻止（ブロック），⑨語句，⑩挿入，⑪言い直し，⑫中止，⑬緩慢，⑭繰り返しすぎた，⑮今日の
3 ⑯随伴症状，⑰回避，⑱運動，⑲楽観視した，⑳苦痛期，㉑恐れ，㉒置き換え

● 吃音症状および非流暢性の分類

非流暢性の分類

	略号	症状	説明
吃音中核症状	SR	音・モーラ・音節の繰り返し	特定の音・モーラ・音節に聴取できるほどに音声化されて反復する。反復する間に「挿入」「間」などが入らない。1 モーラ語もこれに含める（例：手，目）。
	PWR	語の部分の繰り返し	語の一部が音声化されて反復する。間に「挿入」「間」などが入らない。
	Pr	引き伸ばし	子音部・半母音部・母音部または，1 モーラ全体が音声化され，不自然に引き伸ばされる。強調や個人の発話特徴ではないもの。
	Bl	阻止（ブロック）	構音運動の停止。発話運動企画がありながら，音声化直前に構音運動を停止させてしまった場合とする。語頭・語中・語尾のいずれでも生じる。持続時間は，停止の瞬間から明確な目的音が音声化されるまでとする。緊張性を伴うことが多い。 ＊阻止には，以下のような特徴を伴う場合もあるので，付記すると臨床上有用である。 ・準備preparation (Pre)：発話開始前の構音器官の準備的構えや運動，不完全な音声化 ・強勢stress (St)：顕著な強勢・暴発 ・歪み distortion (Ds)：発話努力の結果生じる音の歪み ・異常呼吸abnormal respiration (AR)：発話直前の急な呼吸，随伴症状
その他の非流暢性	WR	語句の繰り返し	語句以上のまとまりの反復。強調や感動の表現でないもの。間に「挿入」「間」がないこと。
	Ij	挿入	「えー，えっと，うーん，あのー，あのね」など文脈からはずれた意味上不要な語音，語句の挿入。
	Ic・Rv	中止・言い直し	語・文節または句が未完結に終わった場合，または，音声上の誤り，文法上の誤り，読み誤りなどを，正しく言い直した場合。表現内容を変更して言い直した場合も含む（間に挿入が入る場合もある）。言い間違え（読み間違え）でも，言い直さない場合は数えない。
	Br	とぎれ	語中や文節中の音の連続性の瞬間的な遮断と把握されるもの。緊張性を伴わない。
	Pa	間	語句の前または間の不自然な無言状態。発話意図はありながら，発話運動が認められない。話者の発話の流れにおいて不自然な場合とする（通常 2 秒以上とするが話者の年齢，言語能力も考慮する）。緊張性を伴わない。

（次頁につづく）

（つづき）

二次的症状（随伴症状）

	略号	説明	症状部位	例
随伴症状	Asc	正常な発語に必要とされる以上の身体運動や緊張。 吃音症状から抜け出そうとする解除反応と解釈できる場合が多い。	呼吸器系の運動や緊張	異常呼吸・あえぎ。
			口腔・顔面の運動や緊張	舌突出，舌打ち，口をねじる，開口，口唇・顎の開閉，瞬き，目を閉じる，目を見開く，顎をしゃくりあげる，鼻孔をふくらませる，渋面。
			頭部・頸部の運動や緊張	首を前後方向・側面などへ動かす。
			四肢の運動や緊張	手足を振る，手で顔や体をたたく，足で床を蹴る，こぶしを握る。
			体幹の運動や緊張	硬直させる。前屈，のけぞり，腰を浮かす。

二次的症状（工夫・回避，情緒的反応）

	略号	症状	説明	例
工夫・回避	RM	解除反応	吃音が生じた状態から脱しようとする工夫。	随伴的運動，力を強める，一度話しやめて再び試みる。
	Sta	助走	吃らないために意図的に使用された助走的工夫。 最終的には，目的語音が発せられる。	随伴的運動，挿入，速さやプロソディーなどを変化させる，先行語句を繰り返す。
	Pp	延期	困難な発語への直面を遅れさせる工夫。 最終的には，目的語音が発せられる。	婉曲な表現を先行させる，考えているふりをする，間を空ける。
	Av	回避	目的語音の発生自体を避けること。 目的語音は発せられないままとする。 解釈の際には本人の報告も参考にする。	他の語を代用する，わからないと答える，ジェスチャーなど話しことば以外の方法を使う。 発話場面そのものを避ける。
情緒性反応	Emo	情緒性反応	発話中の吃音に伴う情緒の動きを推測できる身体反応。 解釈の際には本人の報告も参考にする。	はにかみ，はじらい，虚勢などの表出，平静を装う。 咳払い，赤面，目をそらす，照れ笑い。

〔小澤恵美，他：I 吃音検査法．吃音検査法 第2版 解説．学苑社，12-13，2016 より一部改変〕

3 吃音症状と進展段階 —— ②吃音症状（心理的問題）

1 吃音症状について空欄を埋めなさい。

- 吃音症状には観察可能な言語症状や随伴症状などの二次的症状以外にも，目には見えないかもしれないが（ ① ）的な問題，すなわち「吃音に対する感情と（ ② ）」も含まれる。

- 自身の吃音についての（ ③ ）は，（ ④ ）歳の子どもの 80％にあるとされる。しかし，最初はネガティブな感情は生じていない。

- 吃音が持続し，周囲からの（ ⑤ ）やからかい，まねなどの経験も増加すると，吃音をはっきりと意識し，話す前に（ ⑥ ）や恐怖を感じるようになる。

- これらの感情は，さらに（ ⑦ ）や緊張を強め，その結果，より発話が困難になるという悪循環に陥る可能性がある。この状態は，進展段階第（ ⑧ ）層に該当し，（ ⑨ ）や（ ⑩ ）を駆使することにより（ ⑪ ）があまり出現しない場合もある。しかし，本人の内面は苦痛で満ち溢れていることも少なくない。周囲が，吃音による本人の困り感に気づけないと，（ ⑫ ）感を抱かせてしまう可能性がある。

- 吃音に対する（ ⑬ ）な感情を長年にわたって経験すると，「吃音がある自分はダメな人間だ」というような思い込み（これを「吃音に対する（ ② ）」という）により自尊感情や（ ⑭ ）感を高めることができない。また，（ ⑮ ）やひきこもり，最悪の場合は（ ⑯ ）など，二次的に深刻な問題が生じることもある。

⚙ HINT

▶（ ③ ）は気づくこと。

📝 MEMO

▶ 2 歳の子どもであっても半数以上が気づくといわれている。

⚙ HINT

▶（ ⑤ ）は否定的なものばかりでなく，保護者や担任の先生などがよかれと思ってすることもある。

📝 MEMO

▶ もう 1 つのパターンとして，「絶対に吃ってはいけない」とわずかな非流暢性も気になるなど，非流暢性に対する過敏さがある場合がある。どちらの場合も，安易に「吃音は軽いから大丈夫」などと判断しないこと。

読み解くための **Keyword**

吃音による心理的問題（吃音に対する感情と態度）

p.17 - 19 の吃音症状（非流暢性，二次的症状）は基本的に観察可能なものである。しかし，吃音症状には目に見えない心理的な問題（吃音に対する感情と態度）も含まれる。

子どもは最初，まったく自分の吃音に気づかないことが多いが，5 歳頃には 80％の子どもが吃音を自覚するようになる。しかし，当初は言葉が出にくいことに驚いたり，うまく話せないことを不満に感じたりしても，その場限りの一時的な感情であることが多い。

自然治癒しないまま年齢が上がり，うまく話せないことが多くなってくると，周囲からの指摘やからかい，まねなどを経験することも多くなり，自分の吃音をはっきりと意識するようになる。その結果，自己の発話を監視する習慣がつき，話す前に不安や恐怖を感じたり，うまく話せないことを恥じるなど，吃音に対して否定的（ネガティブ）な感情を抱くようになる。

これらの感情によって発話努力や緊張が生じ，さらに発話が困難になるという悪循環が生じてしまうと，吃音症状は悪化の一途をたどる。工夫や回避にも拍車がかかり，一見吃音が目立たない場合などは，他者に気づかれにくいこともある。しかしその場合でも，本人はそうしなければならないことに苦痛を感じ，表現できない苛立ちを覚え，困り感は増大していることも少なくない。周囲と自分の認識のギャップにより孤立感が強くなることもある。

このような感情を長年経験することにより，「吃音がある自分はダメな人間だ」，「吃音があるから低い評価しか得られない」などと思い込んでしまい，常に吃音のことが頭から離れず，進学や就労などの妨げになることがある。自尊感情・自己肯定感の低下，さらには不登校やひきこもり，自殺企図など，深刻な問題を引き起こす可能性もある。北海道で吃音者である医療関係者が実際に自殺し，社会問題となった。

吃音は言語症状や二次的症状に加え，表面にあらわれにくい心理面の問題についても，注意深く把握することが必須である。

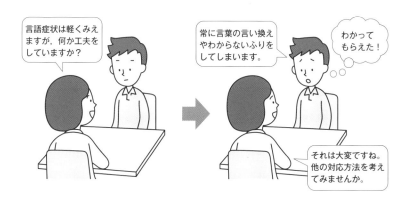

● **言語症状以外もみようとする言語聴覚士**

1吃音の進展段階について，空欄を埋めなさい。

- 自然治癒しない約（　①　）割の子どもたちの吃音は，時間の経過とともに進展し，日常生活や人生に大きな影響を生じる可能性がある。その進展の度合いを，「（　②　）」，「吃音症状が生起する（　③　）」，「自覚および（　④　）」の3つの観点について（　⑤　）段階で表したものが進展段階である。
- 第（　⑥　）層が最も初期の段階である。

2進展段階第1層について空欄を埋めなさい。

- 吃音症状は（　⑦　）からはじまることが多い。また語の部分の繰り返しや（　⑧　）が出現することもある。
- あまり知らない大人と話す，大勢の人の前で話すなどのコミュニケーション上の圧力下や（　⑨　）している時，長い話をする時，あるいは（　⑩　）の語に吃音が生起しやすい。
- 吃音の自覚は（　⑪　）。

3進展段階第2層について空欄を埋めなさい。

- 第2層に進展すると，第1層から出現している繰り返しや引き伸ばしは，（　⑫　）を伴い，（　⑬　）が長くなる。また，新たな吃音症状として（　⑭　）や（　⑮　）が出現する。
- 流暢な時期はなくなり，症状は慢性化する。症状が出る箇所は，文の（　⑯　）な部分となり，一文に複数の症状が出現することも多くなる。また，吃音を（　⑰　）するが，（　⑱　）な感情はほとんどなく，どこでも自由に話す。

4進展段階第3層について空欄を埋めなさい。

- 情緒性反応として，吃音を（　⑲　）・問題と感じ，強く吃る時に憤り嫌悪感をもつなど，吃音を（　⑱　）にとらえる感情が出現することが特徴的である。
- そのため吃音を隠そうと，巧みに延期，（　⑳　），（　㉑　）を使用するようになり，回避の一部である語の（　㉒　）も出現する。
- いくつかの困難な場面，語音があり，予期不安も生じることがあるが，まだ（　㉓　）や深い困惑に悩まされてはいない。

📝**MEMO**

▶進展段階は吃音児・者の状態を把握するのに非常に有用であるが，当然，全ての症例にあてはまるものではない。また個人差もあるので留意は必要である。

📝**MEMO**

▶層の決定は常態的な特徴から判断する必要があるため，1つのエピソードだけで判断せず，丁寧に日常の様子を聴取する。

📝**MEMO**

▶稀に引き伸ばしや阻止で発症する場合もある。

💡**HINT**

▶（　⑫　）を伴い，（　⑬　）が長くなるため，もがき反応として出現する。

💡**HINT**

▶p.25も参照。

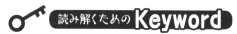

進展段階

　吃音児の約8割は自然治癒する。このことは，約2割の子どもたちは治癒しないということを意味する。通常，吃音が治癒しない場合，時間の経過とともに深刻化・複雑化する可能性が高く，日常生活や人生にかかわる大きな支障をきたす場合もある。このような吃音の進展を，何百症例もの経過を分析し，吃音症状，吃音症状が生起する場，自覚および情緒性反応[11]の観点から，4段階（層）に表したのが進展段階（p.25表参照）である。進展段階を理解することで，過去あるいは未来への時間軸の中で，吃音児・者の全体像を把握しやすくなる。

　進展段階は発吃直後が第1層（多くは幼児期）である。次第に進展し，早ければ小学校高学年で第4層に到達する。

進展段階第1層（p.25表参照）

　多くの子どもは軽い音・モーラ・音節の繰り返しで発症し，語の部分の繰り返しや引き伸ばしが加わることもある。特に興奮時や長い話をする時に文頭で症状が出現する。本人はまったく吃音症状が出ていることに気づかず，平気で話す。

　うまく話せる時期もある（波がある）のが特徴である。

進展段階第2層（p.25表参照）

　繰り返しや引き伸ばしが緊張を伴い（力の入った），繰り返し回数が多くなったり持続時間が長くなる。阻止（ブロック）や随伴症状が出現する。症状は文の主要部分に出現する。吃音に気づいているが否定的（ネガティブ）な感情はまだない。

進展段階第3層（p.25表参照）

　種々の工夫を巧みに使用し，語の置き換えも出現する。これらはいくつかの苦手場面を自覚するようになり，吃音について憤りや嫌悪感などの否定的（ネガティブ）な感情が生じ，「吃ってはいけない」と考えすぎることが影響していると考えられる。工夫や語の置き換えを意識的に努力して行うことで不自然になったり，かえって吃ることも多い。吃音を気にするあまり，コミュニケーションが不良になる場合もある。恐れや深い困惑はまだない。

例：幼稚園から帰ってきて

おおおべんとう
おいしかった！
ぜんぶたべたよ！
あああしたも
ハンバーグいれてー！

● **進展段階第1層の子どものイメージ**

例：小学校から帰ってきて（2年生）

・・・（頭振る）
おべんとう
・・おいしかった！
ぜんぶたたたたたべたよ！
・・・（頭振る）あしたも
ハンバーグ・・いれてー！

● **進展段階第2層の子どものイメージ**

例：中学から帰ってきて

「お弁当」の「お」は
吃音が出る。省略して，
タイミングをあわせて…

えーとえーとえーと
えーと…べんとう
えーとえーとえーと
おいしかった。

● **進展段階第3層のイメージ**

解答

1　1.⃝吃音症状，2.⃝情緒性反応，3.⃝層，4.⃝，5.⃝，6.①

2　7.⃝音・モーラ・音節の繰り返し，8.⃝引き伸ばし，9.⃝随伴，10.⃝置換，11.⃝ない

3　12.⃝軽度，13.⃝継続的治療，14.⃝阻止（ブロック），15.⃝間欠的（間接的），16.⃝重度，17.⃝目覚，18.⃝否定的（ネガティブ）

4　19.⃝力み，20.⃝頻繁反応，21.⃝吶出，22.⃝置き換え，23.⃝恐れ

1 進展段階第4層について空欄を埋めなさい。

- 特定の（ ① ）や語，（ ② ）や聞き手に特に困難を示し，持続的なはっきりとした（ ③ ）を感じる。
- 強い情緒性反応，（ ④ ）・困惑が出現する。その結果，語の置き換え以外の（ ⑤ ）も加わる。
- 十分に発展した（ ⑤ ）や（ ⑥ ）のため，（ ⑦ ）は表面的に目立たない場合もあるが，常に（ ⑦ ）が出現するかもしれないという不安のため，（ ⑤ ）や（ ⑥ ）を使わざるをえないと思い，苦痛を感じる。

2 進展段階について空欄を埋めなさい。

- 保護者から「最近，話しはじめに数秒つまって無言になって言葉が出ない。いったん言葉が出れば，後はスラスラ話すが，またすぐつまる。本人も吃っていることに気づきはじめたようだ」との報告があった場合，第（ ⑧ ）層の可能性を考える。
- 「会社で電話を取る時，名前の前に「あのー」とつけて，なんとか言っている。名前が言えないかもしれないと恐怖感はある。電話がかかってこないか，一日中ビクビクしている」という報告があった場合，「吃音症状」は第（ ⑨ ）層，「吃音症状が生起する場」は第（ ⑩ ）層，「自覚および情緒性反応」は第（ ⑪ ）層と推定される。

3 誤解されやすい吃音の進展について空欄を埋めなさい。

- 第2層で，（ ⑫ ）が主要症状となると，話しはじめに数秒無言になるだけにみえ，第1層で繰り返しや（ ⑬ ）が出現していた頃よりも「よくなった」と誤解されることもある。
- 中学生以上で，臨床場面でほとんど（ ⑦ ）が出現しない場合，ごく軽度，あるいは逆に第（ ⑭ ）層以上の吃音である可能性を考えなければならない。後者の場合，本人が苦しんでいる可能性を考慮すべきである。

📝MEMO

▶これは練習問題である。繰り返すが，層の決定は常態的な特徴から判断する必要があるため，1つのエピソードだけで判断せず，丁寧に日常の様子を聴取する。

💡HINT

▶吃音症状：工夫をしながら最終的には名前を言っている。吃音症状が生起する場：「一日中ビクビクしている」そして苦手な電話について持続的に考えている。

📝MEMO

▶この例のように各層を超えてチェックすることも可能である。

読み解くための Keyword

進展段階第4層 (表)[11]

　早ければ小学校高学年で到達する。繰り返しや引き伸ばしは減少するため，一見，症状が目立たなくなるが，語の置き換え以外の回避や工夫をさらに発展させることが影響していると考えられる。そのため，常に吃音が出現するかもしれないと強い不安や恐れを感じ，それがさらに工夫や回避を助長する。そうしなければならない（と本人が思っている）ことへの苦痛は大きく，深刻な個人的問題とみなすようになる。

「吃音がよくなった」という誤解

　臨床経験上，吃音が悪化したにもかかわらず，親や学校の先生など周囲の人に「最近，吃音がよくなった」と誤解されることがよくある。その1つは，第1層から第2層へ進展して，吃音症状の繰り返しや引き伸ばしが阻止（ブロック）に変化する時である。随伴症状が生じなければ（あるいは目立たなければ），症状が表面にあらわれず，「話しはじめが少し遅れるだけ」とみられやすい。

　もう1つは，第2層から第3層，さらに第4層へ進展した時で

例：大学で

皆と話したい。でも吃音がでるからとても無理だ。暗いやつと思われる方が吃って変な目でみられるよりました。でもこんな風で就活できるのかな…。

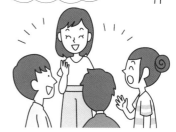

● **進展段階第4層のイメージ**

ある。上述のように工夫や回避を駆使して，一見症状が軽くなったようにみえる人もいるため，本人の内面的な苦悩は大きくなっているのに周囲が（場合によっては言語聴覚士でさえも）気づけないことがある。これは成人の吃音者の最も対応が必要なところでもある。臨床に携わるものは注意しなければならない。

● **進展段階**

項目	吃音症状	吃音症状が生起する場	自覚および情緒性反応
第1層	・モーラ・音節・語の部分の繰り返し ・引き伸ばし ・流暢な時期もあり	・コミュニケーション上の圧力下 ・特に興奮時や長い話をする時 ・文頭の語	・吃ることに気づいていない ・情緒性反応，恐れ・困惑は，基本的にない ・全ての会話で自由に話す ・非常に強い症状が出て発話が中断することに対してフラストレーションを示すことがある
第2層	・繰り返し ・引き伸ばし 　（緊張あり，持続時間が長くなる） ・阻止（ブロック） ・随伴症状 ・慢性化	・家，学校，友人など，同じように吃る ・特に，興奮時や速く話す時 ・話しことばの主要な部分	・吃ることに気づいているが，自由に話す ・いつもより話しにくい瞬間以外は吃ることをほとんど気にしていない
第3層	・緊張性に震えが加わる ・解除反応，助走，延期を巧みに使う ・語の置き換え ・慢性的	・いくつかの特定の場面が特に困難で，それを自覚している ・困難な語音がある ・予期の自覚が生ずることあり	・吃音を自覚し，欠点・問題としてとらえている ・強く吃る時に，憤り，苛立ち，嫌悪感をもつが，恐れ，深い困惑に悩まされている様子はない
第4層	・繰り返しや引き伸ばしは減る ・語の置き換え以外の回避が加わる ・解除反応，助走，延期，回避を十分発展させる ・慢性的	・特定の音や語，場面，聞き手に特に困難 ・困難な場面への持続的なはっきりした予期	・深刻な個人的問題とみなす ・強い情緒性反応 ・特定場面の回避 ・恐れ・困惑

〔小澤恵美，他：V 付録. 吃音検査法 第2版 解説. 学苑社，67，2016 より一部改変〕

MEMO

第 **3** 章

吃音・流暢性障害の臨床

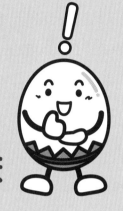

この章では吃音・流暢性障害の評価や指導・訓練法について学びます。「評価」ではわが国で唯一の吃音の検査である「吃音検査法」の重要な部分を中心に取り上げていますが，臨床の際には必ず吃音検査法の解説を熟読しましょう。また，さまざまな問題を抱える吃音・流暢性障害児・者にあわせて適切な指導・訓練法の選択ができるようにそれぞれの特徴を整理しましょう。

❶吃音の評価の目的について空欄を埋めなさい。

- 吃音臨床の評価の目的は，吃音の（　①　），他の言語聴覚障害やその他の障害の併存の有無，吃音症状の特徴，指導・訓練の（　②　）と方針を明確にすることである。

❷吃音評価のための情報収集の手段について空欄を埋めなさい。

- 他の言語聴覚障害と同様に，本人や家族に対する（　③　），（　④　），検査をすることによって情報を得る。

- ただし，吃音児・者は肢体不自由がなく入院も必要としないため，情報収集をすべき他職種が少ないという点では異なるかもしれない。社交不安障害（social anxiety disorder：SAD）などの（　⑤　）や，自閉症スペクトラム障害（autism spectrum disorder：ASD）や注意欠如・多動性障害（attention-deficit/hyperactivity disorder：ADHD）などの発達障害を併存している吃音児・者の場合は，（　⑥　）科医との連携が必要である。また，心理的問題が生じている場合は，臨床心理士や（　⑦　）などの心理職と連携できるとよい。

❸吃音の評価の概要について空欄を埋めなさい。

- 他の言語聴覚障害とまったく同様に，「氏名」，「年齢」と「（　⑧　）・来所目的」，吃音に対する「（　⑨　）・治療歴」などの基本的項目を確認する。特に成人の場合は，（　⑧　）・来所目的は，必ずしも「とにかく吃音を（　⑩　）したい，改善したい」ばかりではない。先入観をもたずに耳を傾ける必要がある。

- （　③　）で得る情報項目には以下のものがある。家族歴では，吃音の近親者の有無や，「有」の場合はその（　⑪　）などを確認しておくとよい。他に吃音歴，成育歴や既往歴，（　⑫　）検査などの関連検査の結果等がある。日常生活場面での（　⑬　）状況については，その改善が吃音臨床の最大の目的の1つであるため，必ず聴取する。

- 上記項目に，吃音検査や（　④　）などから得た情報も加えて総合的に評価する。吃音であると判断するためには，吃音と他の障害との（　⑭　）も重要である。

- 吃音症状特徴，コミュニケーション態度の他に，（　⑮　）段階についても評価する。

📝MEMO

▶機能性構音障害や発達障害などが多いとされる。

💡HINT

▶（　⑦　）は2018年に第1回国家試験が行われた。

📝MEMO

▶「全般的というより，ある特定場面での吃音症状を改善したい」，「言語症状ではなく，つらい気持ちをなんとかしたい」など多岐にわたる。

💡HINT

▶ウェクスラー式など。

読み解くための **Keyword**

吃音の評価の目的

　　評価の目的は，他の言語聴覚障害と変わるところはない。吃音の有無，他の言語聴覚障害の併存の有無，吃音症状の特徴，指導・訓練の適応と方針を明確にすることである。

吃音評価のための情報収集の手段

　　他の言語聴覚障害同様，問診（質問紙含む），行動観察，吃音検査をはじめとする各種検査などの手段を用いて評価に必要な情報を得る。しかし，多くの言語障害・嚥下障害などで必須である他職種など関連分野からの情報収集において，吃音児・者は肢体不自由がなく入院もしないため，理学療法士や作業療法士，看護師，介護福祉士などとのかかわりはほとんどない。医療機関では医師の診察は必須であるが，吃音について詳細に診ることができる小児科医や耳鼻咽喉科医は非常に少ない。また必要に応じて，心理面の対応を臨床心理士や公認心理師と，社交不安障害（social anxiety disorder：SAD），自閉症スペクトラム障害（autism spectrum disorder：ASD），注意欠如・多動性障害（attention-deficit/hyperactivity disorder：ADHD）など併存する問題への対応を精神科医（児童精神科医含む），その他，保育士や幼稚園・小学校教諭らと連携を図りたい。

　　なお，吃音は状況によって非流暢性が変動しやすいため，観察や検査の際はST室での様子が日常と同様か確認しておくことが重要である。

吃音の評価（情報聴取を含む）の概要

　　吃音検査法には，総合評価用紙が付録として添付されている。下記表に情報聴取項目と評価項目について抜粋したものを示す（また臨床場面では，吃音検査法の年齢別の質問例も参照するとよい）。

● 吃音の臨床に必要な情報聴取・評価項目

〈基本的項目〉
氏名，年齢，主訴・来所目的，相談・治療歴　　など

〈情報聴取項目〉　保護者や本人への問診などにて聴取する
家族歴（吃音の近親者の有無やその経過を含む）
成育歴などの特記事項
おもな既往歴
日常生活場面におけるコミュニケーション状況（p. 31 参照）
知能検査などの関連検査の結果
吃音歴（p. 31 参照）　　など

〈臨床評価項目〉　検査，行動観察からまとめる
鑑別（併存障害含む，p. 41 参照）
コミュニケーション態度・言語行動・関連行動特徴（p. 31 参照）
吃音症状特徴（p. 17 - 19 参照）
進展段階（p. 23，25 参照）
コミュニケーション態度評価（まとめ─検査場面・日常生活場面─）
臨床特徴，非流暢性増加（軽減）要因　　など

〔小澤恵美，他：吃音検査法 第2版 解説. 学苑社，2016 を参考に作成〕

1 吃音の評価 —— ②情報聴取

1 日常生活場面におけるコミュニケーション状況の情報聴取について空欄を埋めなさい。

● 吃音は状況により症状が変動する。これを（　①　）という。

● （　①　）によって，言語訓練室と日常の（　②　）性やコミュニケーション態度などが乖離する可能性がある。従って，日常生活場面での様子を聴取することは必須である。その際，何らかの（　③　）を用いて確認すると，現状や変化を把握しやすい。コミュニケーション態度については，コミュニケーション態度テスト（communication attitude test：CAT）や改訂版（　④　）などの質問紙を用いてもよい。

2 吃音歴の情報聴取について空欄を埋めなさい。

● （　⑤　）時から現在までの吃音の経過を明らかにする。時期だけでなく，その前後の状況や出来事，始まり方なども聴取する。始まり方は，1日あるいは（　⑥　）日中での急速なものを「（　⑦　）」，数週間以上で徐々にはじまるものを「（　⑧　）」という。

● その後，吃音がいつ頃，どのように変化したかを聴取する。言語症状，二次的症状，（　⑨　）および情緒性反応，吃音が生起する場，（　⑩　）などを参考にするとわかりやすい。（　⑩　）の第（　⑪　）層では，吃音が消失する期間もありうる。

● あわせて，吃音に影響する可能性のある出来事や状況，たとえば保育園・幼稚園などへの（　⑫　）やきょうだいの出生，急激な（　⑬　）発達がみられた時期などを聴取する。

3 言語訓練室でのコミュニケーション態度・言語行動・関連行動特徴の評価について空欄を埋めなさい。

● コミュニケーション態度は，（　⑭　）や落ち着き，発話量などをみる。

● 関連行動特徴として，注意の集中や活動過多，（　⑮　）や爪噛みなどをみる。

🔆 HINT
▶吃音の始まり。

📝 MEMO
▶言語症状は「繰り返しが…」などの説明ではわかりにくいので，言語聴覚士が見本を示しながら確認する。

📝 MEMO
▶もちろん，（　⑩　）には個人差があるので決めつけないよう留意する。

🔆 HINT
▶視線があうかどうか。

🔆 HINT
▶突発的で，不規則な，体の一部の速い動きや発声を繰り返す状態。

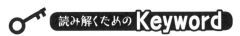

読み解くための Keyword

日常生活場面におけるコミュニケーション状況（情報聴取項目）

　　吃音は状況依存性があり，言語訓練室での観察だけでは日常の様子がとらえにくいため，吃音の生起しやすい場面での具体的な状況（非流暢性や態度など）を確認する。むしろ，日常生活でのコミュニケーション状況を改善することが，吃音の指導・訓練の最も重要な目標の１つであることから，必須項目ともいえる。たとえば下記のような尺度[12]を用いて把握する。

● **日常生活場面のコミュニケーション状況の把握に使用する尺度の例**

日常生活場面での恐れと行動の尺度（A）							日常生活場面での発話の状態の尺度（B）						
1	2	3	4	5	6	7	1	2	3	4	5	6	7
恐れが強く場面を回避した	恐れが強く場面を回避したりしなかった	恐れは強いが，場面を避けないで行動した	恐れはあるが，強くなかった	恐れが少しあった	恐れがあまりない，もしくはあったりした	恐れはなかった（考えもしないで行動した）	発語または発話できないで終わった	発話できない場合と，何とか発話できる場合があった	発話症状がひどいが何とか言えた	発話症状はあるが，ひどくはなかった	発話症状は少なかった	発話症状はあまりない，もしくはあったりした	発話症状がなかった

聞き取りの例（可能な限り細分化）：
ST「日常生活で吃音で困っている場面はありますか？」
Pt「電話の場面です」
ST「電話はかける方ですか？それとも受ける方ですか？」
Pt「かける方が苦手です」
ST「かける相手によって吃音の出方に差がありますか？」
Pt「会社はすごく吃ります。あとは家族と友人は同じくらいです」
ST「では会社にかける時，(A) と (B) はいくつですか？」
　　　　　　　　　　…

〔都筑澄夫，他（編著）：吃音年表によるメンタルリハーサル．言語聴覚療法シリーズ13　改訂 吃音．建帛社，92，2008 より一部改変〕

　　コミュニケーション態度については，コミュニケーション態度テスト（communication attitude test：CAT）や改訂版エリクソンS-24 コミュニケーション態度票（S-24）などの質問紙を用いてもよい。

吃音歴（情報聴取項目）

　　発吃から現在までの吃音の経過をさす。発吃については時期だけでなく，発吃時の吃音症状，発吃前後の状況や出来事，どのように発吃したか（突発か漸次か，その中間か）を確認する。突発とは１日あるいは２〜３日中での急速な発症，漸次とは３〜６週間以上で徐々に発症するものである。

　　その後，発吃時の状態がいつ頃，どのように変化したか（第１層では症状の消失期間もありうる），さらにその状態がいつ頃，どのように変化したのか…というように経過を聞いていく。小児の場合は可能な限り詳細に，成人の場合は概略を聴取する。進展段階などを参考に，出現するであろう吃音症状を想定しながら，自覚や慢性化の時期なども確認していくとよい。

　　その他，吃音に影響する可能性がある出来事（きょうだいの出生や保育園・幼稚園入園，転居など）やその他の特記事項（言語発達が急激であった時期など）についても確認すると臨床上有用である。

コミュニケーション態度・言語行動・関連行動特徴（臨床評価項目）

　　言語訓練室で検査や行動観察から評価する。コミュニケーション態度はアイコンタクトや落ち着き，発話量などを，言語行動は聴覚，発声発語器官の形態・機能，言語理解・表出の発達状況，発話速度や構音の状態などをみる。関連行動特徴は，注意の集中や活動過多，チックや爪噛みなどをみる。

■1 吃音の検査について空欄を埋めなさい。

● 日本における吃音の検査は，（　①　）医学会が 1981 年に提案した吃音検査法〈試案Ⅰ〉が，長らく知られていた。

● 2013 年，新たに（　②　）が日本で唯一の吃音の検査として作成された。これは（　③　）可能な吃音症状をとらえるための検査である。

■2 吃音検査法について空欄を埋めなさい。

● 年代別に作成されており，（　④　）歳から使用できる（　⑤　）版と（　⑥　）版，（　⑦　）版がある。

● （　⑥　）版は低学年用と高学年用に分かれており，（　⑧　）の検査で前者は「ぞうとにじ」，後者は「ジャックと豆の木」を使用するなど，項目内容が一部異なる。低学年用では，（　⑧　）は（　⑨　）年生後期または 3 学期から実施し，高学年用のモノローグは 5 年生から実施する。

● 吃音検査法では，吃音には状況依存性があることから吃音検査法〈試案 1〉と同様，単独ではなく複数場面を設定した。自由会話場面と（　⑩　）場面，（　⑪　）場面の 3 つである。

● （　⑩　）場面では，刺激様式，発話の（　⑫　）や複雑さなどを組み合わせた複数課題からなる。

● 検査材料の選定については，語・文の長さ，文構造や親密度に加え，（　⑬　）の種類も考慮されている。

📝 **MEMO**

▶同時に試案が作成された言語発達遅滞検査や構音検査などは検討が重ねられ，次々に標準化されていった。

📝 **MEMO**

▶ 2016 年には，講習会での参加者の様子や意見などを取り入れ，より臨床に有用となった『吃音検査法 第 2 版』（学苑社）が出版された。

💡 **HINT**

▶（　③　）について，検査項目に直接目に見えない吃音に対する心理面の問題に焦点をあてるものはない。

💡 **HINT**

▶（　④　）について，吃音を発症するのは何歳以上か。

📝 **MEMO**

▶（　⑨　）の理由はこれより前の時期では，非吃音児であっても（　⑪　）の課題において流暢性が十分とはいえないため。

💡 **HINT**

▶発話の（　⑫　）は失語症の検査などと同様である。

読み解くための **Keyword**

吃音検査法

　1981 年，言語聴覚障害の複数領域にて，日本音声言語医学会による検査法が世に送り出された。その時に作成された吃音検査法〈試案 1〉が長く知られていたが，項目数の多さと詳細な症状分類のため実施や分析に時間がかかった。

　約 30 年の時が過ぎ，より簡便で臨床現場でも使いやすい検査法の作成を目指し，2013 年に日本で唯一の観察可能な吃音症状をとらえるための吃音の検査として「吃音検査法」が誕生した。さらに 2016 年には，より臨床に有用となった『吃音検査法 第 2 版』（学苑社）が出版された。

吃音検査法の対象年齢

　年代別に，幼児版（2 歳から），学童版（低学年用・高学年用），中学生以上版の 3 種類がセットされており，吃音のあるすべての年齢層の方に対応可能である。

吃音検査法の枠組み

　吃音は状況依存性が大きい。それゆえ短い発話や初診時の簡単な自由会話，あるいは長文音読などの課題を単独で実施して，症状がなくても吃音を除外することはできない。

　吃音検査法では，自由会話場面と課題場面，被刺激場面の複数場面が設定されている。課題場面では，刺激様式，発話の長さなどを組み合わせた複数課題からなる。語・文の長さ，文構造に加え，語頭音の種類も考慮して検査材料が選定されている。

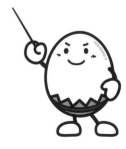

◆吃音検査法の検査場面（課題場面）について空欄を埋めなさい。

- 吃音検査法は，臨床現場で簡便に実施，分析できるように配慮されている。検査項目は（　①　）検査と（　②　）検査に分けられており，状況に応じて実施する。

- （　①　）検査には，（　③　）と絵の説明課題が含まれ，幼児版以外はさらに（　④　）課題が加わる。

- （　①　）検査の実施により，（　⑤　）の比較や（　⑥　）の概括が可能である。

◆吃音検査法の検査場面（被刺激場面）について空欄を埋めなさい。

- 学童，中学生以上は同じ（　⑦　）課題を2回行う。（　⑧　）性効果と（　⑨　）性効果をみて，吃音症状の変化を探索するためである。

- （　⑧　）性効果は，同じ文章を何度読んでも（吃音検査法では2回），吃音が生じる場所が変化せず，同じ箇所で吃音が生じる傾向があることをいう。（　⑧　）性効果は，（　⑩　）に吃った文節数/（　⑪　）回目に吃った文節数×100で算出する。

- （　⑨　）性効果は，同じ文章を何度か読む（同2回）と吃音が（　⑫　）する傾向があることをいう。（　⑨　）性効果は，（1回目に吃った文節数−2回目に吃った文節数）/（　⑬　）回目に吃った文節数×100で算出する。

- （　⑧　）性効果と（　⑨　）性効果を測定するためには，（　⑭　）数ではなく，吃った文節数を数える。

- 下記の例では（　⑧　）性効果は（　⑮　）％であり，（　⑨　）性効果は（　⑯　）％となる。

● 練習問題

1回目音読	∟わたし∟に とって ＿とと＿ともだちは とても ∟たいせつな そんざいである
	Bl(1",+) Bl(3",+) SR(2,+)　　　Bl(2",+)
	- -
2回目音読	∟わたし∟に とって　　ともだちは とても ＿たたいせつな そんざいである
	Bl(1",+) Bl(1",+)　　　　　SR(1,+)

MEMO

▶吃音中核症状頻度などと異なり，症状数ではなく「吃った語（文節数）」を数えることに注意する（右表の例を参照）。

MEMO

▶ BlやSRなどの略号についてはp.18-19参照。

MEMO

▶∟や＿（アンダーライン）などは症状を記載する際に用いる記号である。またBl(1",＋)はBl→阻止（ブロック），1"→1秒，＋→緊張性あり，という意味である。詳細は吃音検査法のマニュアルを参照のこと。

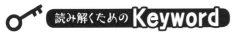

読み解くための Keyword

課題場面（基本検査と掘り下げ検査）

　　検査項目は基本検査と掘り下げ検査に分けられており，原則としてすべてを実施することが望ましいが，状況に応じて基本検査のみ実施することも可能である。

　　基本検査は自由会話，絵の説明課題（文・文章による説明），音読課題〔文章音読（学童・中学生以上）〕からなる。課題間の比較および症例の吃症状を概括することが可能である。

　　掘り下げ検査は，単語呼称，単語音読，質問応答，モノローグ（小学校5年生以上）などからなる。

被刺激場面（一貫性効果と適応性効果）

　　学童，中学生以上は文章音読を2回実施し，一貫性効果と適応性効果[13]を観察し，どの程度吃音症状が変化するかを探索する。一貫性効果とは，同じ文章を何度音読しても，吃音が生じる場所が変化せず，同じ語（文節），同じ位置で吃音が発生する傾向があることをいう。適応性効果とは，同じ文章を反復して音読すると吃音が生じる語（文節）が徐々に軽減する傾向があることである。

● **一貫性効果と適応性効果の算出**

> 一貫性効果（%）：
> 　1回目，2回目ともに吃った文節数 / 2回目に吃った文節数 × 100
> 適応性効果（%）：
> 　（1回目に吃った文節数 − 2回目に吃った文節数）/ 1回目に吃った文節数 × 100

〔小澤恵美，他：Ⅲ　手引き．吃音検査法 第2版 解説．学苑社，36，2016〕

● **一貫性効果と適応性効果の算出の例**

1回目音読	わたしに　とって　　ととともだちは　とても　　たいせつな　そんざいである
Bl（1″,＋）Bl（3″,＋）SR（2,＋）　　　　　　　　　Bl（2″,＋）

2回目音読	わたしに　とって　　　　ともだちは　とても　たたいせつな　そんざいである
Bl（1″,＋）Bl（1″,＋）　　　　　　　　　SR（1,＋）

1回目に吃った文節：わたしに / ともだちは / たいせつな　（3文節）
2回目に吃った文節：わたしに / たいせつな　　　　　　　（2文節）
1回目，2回目ともに吃った文節：わたしに / たいせつな　（2文節）

一貫性効果（%）= 2 / 2 × 100 = 100　　　　　　100%
適応性効果（%）=（3 − 2）/ 3 × 100 = 33.3　33.3%

1 吃音検査法の吃音症状の分析について空欄を埋めなさい。

- 吃音症状は，「（ ① ）性」はもちろんであるが，他にも「（ ② ）」，「工夫・（ ③ ）」，「（ ④ ）反応」といった 4 つの枠組みでとらえる。
- （ ① ）性の分析の際には，症状の（ ⑤ ）や回数だけでなく，性質にも着目するべきである。たとえば，（ ⑥ ）の程度や割合，繰り返しであれば繰り返しの（ ⑦ ），引き伸ばしや（ ⑧ ）などであれば持続時間をみる。

HINT

▶吃音といえば
（ ① ）性ばかりに
注目してしまいがちである。

HINT

▶（ ⑥ ）は力が入っている状態。

HINT

▶（ ⑧ ）は吃音中核症状。

2 吃音検査法の非流暢性頻度の算出について空欄を埋めなさい。

- 非流暢性頻度は，（ ⑨ ）頻度とその他の非流暢性頻度，（ ⑩ ）性頻度を算出する。（ ⑩ ）性とは（ ⑨ ）とその他の非流暢性をあわせたものである。
- 下記の例では，（ ⑨ ）頻度は（ ⑪ ）％，その他の非流暢性頻度は 33.3％，（ ⑩ ）性頻度は（ ⑫ ）％となる。

MEMO

▶実際の検査では，文章音読の全ての文章（50 文節）で評価する。この例は練習用である。

● 練習問題

```
わたしに   とって ととともだちは とても たいせつの たいせつな
Bl(1",+)Bl(3",+)    SR(2,+)              Bl－Rv
                                          (2",+)(－)

えっと そんざいである。  *文節数6
Ij(－)
```

3 吃音検査法の重症度プロフィールについて空欄を埋めなさい。

- （ ⑨ ）頻度と主要な症状の持続時間，（ ⑬ ），（ ⑭ ）症状，工夫・回避の状態を重症度プロフィールにプロットして重症度の評価をする。
- 「正常範囲」～「非常に（ ⑮ ）」の（ ⑯ ）段階で評価する。「正常範囲」の（ ⑨ ）頻度は，「0～（ ⑰ ）未満（なし，ごくまれ）」である。

MEMO

▶基本検査の全発話を総合的にみて行う。

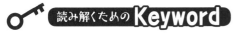

吃音症状の分析

吃音症状を非流暢性，随伴症状，工夫・回避，情緒性反応の4つの枠組みでとらえる。

非流暢性の種類は前述したが（p.17 - 19），種類だけでなく，緊張性（力が入ったり，顔面や身体の筋緊張が増加する状態）の程度と割合，繰り返しなら回数，引き伸ばしや阻止（ブロック）なら持続時間などの特徴（性質記述）をとらえることが重要である。

非流暢性頻度の算出は下記表の3種類について行う[14]。

● 非流暢性頻度の算出

①吃音中核症状頻度（発話100文節あたりの吃音中核症状生起数）
　吃音中核症状数／発話文節数×100

②その他の非流暢性頻度（発話100文節あたりのその他の非流暢性生起数）
　その他の非流暢性数／発話文節数×100

③総非流暢性頻度（発話100文節あたりの総非流暢性生起数）
　（吃音中核症状数＋その他の非流暢性数）／発話文節数×100
　＊総非流暢性とは，吃音中核症状とその他の非流暢性をあわせた数

〔小澤恵美，他：I　吃音検査法．吃音検査法 第2版 解説．学苑社，14，2016〕

重症度プロフィール

吃音中核症状頻度と主要な症状の持続時間，緊張性（中核症状内の割合），随伴症状，工夫・回避の有無や特徴について，下記の重症度プロフィール[15]にプロットすることにより，重症度を把握する。

吃音中核症状頻度をみると，0〜3未満は正常範囲である。つまり，正常範囲の発話でも「吃音中核症状」に該当するものが少しは含まれるのである。

● 重症度プロフィール

	0 正常範囲	1 ごく軽度	2 軽度	3 中等度	4 重度	5 非常に重度
吃音中核症状頻度 （生起数）	なし ごくまれ 0〜3未満	たまに 3〜5未満	時々 5〜12未満	ほぼ文ごと 1症状 12〜37未満	文ごとに 複数症状 37〜71未満	ほとんどの 文節 71以上
持続時間	ほぼ0	0.5秒未満	0.5秒〜 1秒未満	1秒〜 5秒未満	5秒〜 10秒未満	10秒以上
緊張性 （中核症状内の割合）	なし	たまに	時々	しばしば	ほぼ全て	ほとんど全て 非常に強い
随伴症状	なし	注意深く観察 すれば気づく	何気なくみて いても気づく	目立つ	とても目立つ	著しく目立つ
工夫・回避	なし	まれに	時々	しばしば	よく	非常によく

〔小澤恵美，他：I　吃音検査法．吃音検査法 第2版 解説．学苑社，16，2016〕

■ 吃音に対する心理的問題（吃音に対する感情と態度）に関する評価について空欄を埋めなさい。

- 日本で唯一の吃音の検査である（ ① ）には，吃音に対する心理的問題の検査項目はなく，面接などで別に情報聴取および評価する。
- 欧米では，吃音者の心理的問題について（ ② ）などの質問紙がよく用いられており，日本にも紹介されている。

■ 吃音の包括的・総合的な評価について空欄を埋めなさい。

- Healey が提唱した（ ③ ）モデルは，吃音を非流暢性や随伴症状などの領域である「（ ④ ）」を含む 5 側面によって評価し，得意な領域と苦手な領域を分析し，臨床指導に活かしていくという方法である。
- 5 側面として，（ ④ ）と（ ⑤ ），（ ⑥ ），言語，社交があげられる。
- （ ⑤ ）は，吃音を同定する能力や，どのくらい吃音について（ ⑦ ）しているか，つまり吃音についての知識などを測定する。
- （ ⑥ ）は，吃音に対する感情や態度などを測定する。
- 言語は，言語理解・表出能力や（ ⑧ ）能力などの全般的な言語能力を測定する。
- 社交は，話す場面の（ ⑨ ）の程度，苦手な場面や聞き手の状況による影響などを測定する。
- 2006 年に発表された（ ⑩ ）も，世界保健機関（World Health Organization：WHO）による（ ⑪ ）分類のモデルに基づき，生活全般に及ぶ吃音の影響を評価する包括的・総合的な評価法として知られている。

MEMO
▶ 小林（2009）による「ICF に基づく学齢期吃音の指導・支援プログラム」などもある。

MEMO
▶（ ③ ）は評価すべき 5 つの側面の頭文字をとっている。

HINT
▶ ICF のこと。

読み解くための Keyword

吃音に対する心理的問題 (吃音に対する感情と態度) に関する検査

わが国においては，心理的問題 (吃音に対する感情と態度) については，問診を丁寧に実施することによって把握する方法が一般的である。

欧米では，吃音者の心理的問題について改訂版エリクソン S-24 コミュニケーション態度票 (S-24) などの質問紙が臨床でよく用いられており，わが国でも紹介されている。

多因子モデル (CALMS モデル)

Healey によって提唱された CALMS モデル[16]は，従来重視されていた吃音の非流暢性や随伴症状などを①運動 (motor) とし，それ以外，②認知 (吃音の同定，理解など：cognitive)，③感情 (吃音や自分に対する感情など：affective)，④言語 (言語理解・表出能力や構音能力など：linguistic)，⑤社交 (日常生活での発話や状況の回避：social) を包括的に評価する。

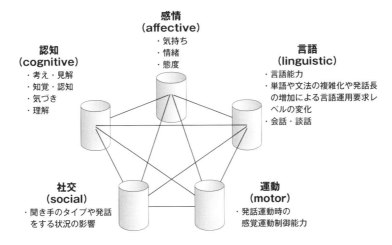

感情 (affective)
・気持ち
・情緒
・態度

認知 (cognitive)
・考え・見解
・知覚・認知
・気づき
・理解

言語 (linguistic)
・言語能力
・単語や文法の複雑化や発話長の増加による言語運用要求レベルの変化
・会話・談話

社交 (social)
・聞き手のタイプや発話をする状況の影響

運動 (motor)
・発話運動時の感覚運動制御能力

● **CALMS モデル**

〔Healey EC, et al.：Clinical Applications of a Multidimensional Approach for the Assessment and Treatment of Stuttering. Contemp Issues Commun Sci Disord. 31：40-48, 2004 より改変〕

OASES (overall assessment of the speaker's experience of stuttering)

上記の CALMS モデルと同様に，多面的包括的アプローチによる評価である。世界保健機関 (World Health Organization：WHO) の国際生活機能分類 (international classification of functioning, disability and health：ICF) のモデルに基づき 4 つのセクションから，成人の吃音者の困難を評価する質問紙である。言語症状だけでなく，吃音観や吃音に対する感情や態度，機能的コミュニケーション障害，吃音が QOL に与える影響などの要因を評価する。

わが国では，酒井らによって日本語版 OASES が作成されている。

解答

1 ①吃音検査法，②改訂版エリクソン S-24 コミュニケーション態度票 (S-24)
2 ③CALMS，④運動，⑤認知，⑥感情，⑦言語，⑧構音，⑨回避，⑩OASES (overall assessment of the speaker's experience of stuttering)，⑪国際生活機能

39

1 吃音の鑑別について空欄を埋めなさい。

- 吃音以外にも，発話の非流暢性や吃音の二次的症状とよく似た特徴を示す疾患，障害などがある。まず，同じ流暢性障害に含まれる獲得性神経原性吃音や（　①　），（　②　）との鑑別は必須である。

- 成人では，ブローカ失語に合併することが多い（　③　）や音・音節の繰り返しがみられる（　④　）病や語間代，特定の場面を回避する（　⑤　）障害などとの鑑別を必要とする。

- 小児では，下記に示す正常な非流暢性との鑑別がまず重要となるが，随伴症状と鑑別が必要な（　⑥　）やある特定の場面で話さない（　⑦　）などにも注意する。

- その他，（　⑧　）などの音声障害や薬の副作用による非流暢性などもあり，吃音の鑑別に必要な知識は多岐にわたる。

2 正常な非流暢性について空欄を埋めなさい。

- 吃音の好発年齢と重なる（　⑨　）期は，吃音ではない子どもでも発話の非流暢性が比較的よくみられる。

- 一般に，吃音ではない子どもの発話にみられる吃音中核症状頻度は（　⑩　）を超えることはない。また非流暢性の種類としては，（　⑪　）や中止，（　⑫　）などが比較的多くみられる。その他，（　⑬　）や「吃音中核症状」に含まれる（　⑭　）や（　⑮　）も出現する。

- 音・モーラ・音節の繰り返しでは，繰り返し回数は（　⑯　）回が多く，（　⑰　）回以上はまれである。

3 吃音に合併しやすい疾患，障害について空欄を埋めなさい。

- 1 にあげた疾患，障害は吃音に合併しやすい。（　⑱　）は，以前対人恐怖症といわれていた。吃音のある成人には（　⑲　）％と高率に発症する。

- 吃音のある子どもの約（　⑳　）％に何らかの合併疾患・障害があるとされ，発達障害，知的障害，てんかんなどが多い。

- 吃音幼児では（　㉑　）分の1に構音障害が合併する。

📝MEMO
▶吃音のことだけ詳しくても鑑別はできない。吃音と類似点がある他の領域の言語聴覚障害およびその他の障害についても，基本的なレベルの知識と慎重な判断が必要である。

💡HINT
▶（　⑤　）障害はLSAS-J などの問診票が参考となる。

📝MEMO
▶（　⑥　），（　⑦　）は小児に限定した障害というわけではない。

💡HINT
▶吃音中核症状頻度＝吃音中核症状数／発話文節数×100（p.37参照）。

読み解くための **Keyword**

吃音の鑑別

　非流暢性を呈する疾患や障害（上表）は多岐にわたり，吃音の二次的症状と区別しにくいものもある（下表）。それぞれ機序が異なると考えられるため，当然，対応方法も異なる。誤った対応をすれば，改善どころか悪化をもたらす可能性も大いにあり，鑑別が重要となる。

● 非流暢性を呈する疾患・障害

クラタリング	p.11 参照
獲得性吃音	p.11 参照
パーキンソン病	発話時に音・モーラ・音節の繰り返しがみられることがある。黒質のドパミン神経細胞の変性を主体とする進行性変性疾患であり，安静時振戦，筋固縮，無動・寡動，姿勢反射障害の 4 大症状を特徴とする
発語失行	不規則な発音の言い誤り。努力性と抑揚の平板化を伴い，音の繰り返しがみられることもある。脳損傷により生じる点が吃音とは異なる
語間代 (logoclonia)	語頭・語中・語尾に出現する 1 ～ 2 音節の繰り返し。脳損傷や変性疾患で生じる点が吃音とは異なる

● 吃音の二次的症状によく似た症状を呈する疾患・障害

チック	反復性かつ突発的で非律動的な筋肉の急速な運動で，音または発声を含む。トゥレット症候群はその最重症型である。随伴症状とは異なり，発話意図と関係なく生じる
場面緘黙症	家庭などでは話せるが，学校や会社など，ある特定の場面・状況でだけ話せなくなってしまう。吃音の場合は斉唱などでは症状が出ず，逆に家庭でも症状が出現する
痙攣性発声障害	内喉頭筋の不随意的な痙攣により，声がつまるなど声の症状をきたす。苦手な発音や場面を訴えることも多いが，思春期以降の女性に多く発症し，斉唱効果や適応効果がみられないなどの点が吃音とは異なる
社交不安障害	特定の場面で常に過剰な不安を抱き，次第にその場面を回避するようになり社会生活が困難となる。特定の場面は，発話場面に限定されない

正常な非流暢性

　吃音ではない子どもでも，幼児期は言語発達が著しく，一方で発話運動制御スキルは未熟なため，非流暢性が増加する。これを正常な非流暢性という。

　吃音検査法では，吃音中核症状頻度 3 未満は正常範囲である（p.37 参照）。非吃音幼児の正常非流暢性の研究では，挿入，中止，音・モーラ・音節の繰り返しが多く，阻止（ブロック）以外のすべての非流暢性が出現するとされる。音・モーラ・音節の繰り返しでは，「み，みかん」など緊張性のない 1 回の繰り返しがほとんどで，3 回以上はまれである。

吃音に併存しやすい疾患，障害

　成人まで持続した吃音者の 40％以上が社交不安障害を発症するといわれている。また，不登校，うつ病など深刻な二次的な問題が生じている場合は精神科医などと連携すべきである。

　吃音の子どもの約 50％に，限局性学習障害 (specific learning disorder : SLD) や注意欠如・多動性障害 (attention-deficit/hyperactivity disorder : ADHD)，てんかんなどの疾患や障害が，また吃音幼児の 1/3 に構音障害が合併するとされる。自閉症スペクトラム障害 (autism spectrum disorder : ASD) の合併例では，語末や文節末に繰り返しが出ることがある。吃音が主訴であっても，優先順位を考えながら対応すべきである。

解答

3 ⑱吃水不安障害，⑲ 40，⑳ 50，㉑ 3

2 ⑩挿入，⑪中止，⑫［は順不同］，⑬語句の繰り返し・語節の繰り返し（⑭「その他の非流暢性」にこざまれるものうち），⑮引き伸ばし，⑯ 1，⑰ 3
p.17-19 参照

1 ①獲得性の心因性吃音，②うちらクラリング，③非語失行，④［は順不同］，⑤吃水不安，⑥パーキンソン，⑦チック，⑧場面緘黙症，⑨痙攣性発声障害，⑩構音障害

41

❶吃音の指導・訓練の目標について空欄を埋めなさい。

- 指導・訓練の目標は，（　①　）や（　②　），ニーズ，環境などによってさまざまである。
- （　③　）期〜（　④　）初期では，「自然な流暢性」の獲得を目標としたい。
- 学齢後期以降〜成人では「（　⑤　）された流暢性」，あるいは進展の程度によって「（　⑥　）な吃音」を目標とすることが多い。

❷指導・訓練法の種類について空欄を埋めなさい。

- 吃音の指導・訓練法は，直接話し方にアプローチする（　⑦　）法と，直接的には発話への働きかけを行わない（　⑧　）法に大別される。
- （　⑦　）法には，幼児に用いられる（　⑨　），伝統的な言語訓練法である（　⑩　）や吃音緩和法，両者を組み合わせた（　⑪　）などが含まれる。
- （　⑧　）法には，（　⑫　）や幼児の指導法である（　⑬　）などがある。

❸指導・訓練の開始時期について空欄を埋めなさい。

- 吃音を専門とする数少ない言語聴覚士の元へ患者が集中するわが国の現状では，（　⑭　）期初期の吃音は，（　⑮　）をしながら（　⑯　）を待つのも1つの選択肢かもしれない。
- 就学頃までには，指導・訓練の効果がある程度出ていることが望ましい。そこから逆算して，（　⑰　）までには指導・訓練を開始したい。

HINT

▶（　②　）は現在，第何層なのか。

HINT

▶（　⑨　）は近年，日本に紹介された。

HINT

▶（　⑫　）は頭の中で想起したイメージを用いる。

MEMO

▶本来は，このようなことを考えず，指導・訓練を希望するすべての吃音児・者やその家族の方に対応できる日が来るように，この本を読んでいるみなさんと頑張っていきたい。

MEMO

▶この時期まで待つべきという意味ではない。「まだ幼いから（指導・訓練をするには早い）」と言われ，不安なまま過ごしていたという保護者の話をよく聞くが，吃音の対応に早すぎるということはない。また，早期に介入すると予後がよいという説もある。

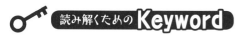

指導・訓練の目標（自然な流暢性，コントロールされた流暢性，受容可能な吃音）

　幼児期〜学齢初期では，まだ進展段階第1層〜第2層であることが多く，非吃音者と同様の，いつも意識せず流暢な発話，つまり「自然な流暢性」を目標とする。

　学齢後期以降では，一般的に「コントロールされた流暢性」，あるいは中学生以上で，吃音がより進展している場合などは「受容可能な吃音」を目標とする。コントロールされた流暢性とは，意識的に発話をコントロールすることにより流暢な発話が可能な状態（吃音は状況によっては生じる）をさす。（本人が）受容可能な吃音とは，著しいが重度ではない吃音であり，吃音が生じても苦痛のない，吃音への恐れによって当惑することのない状態である。

指導・訓練法の種類（直接法，間接法）

● 直接法と間接法

	方針	おもな指導・訓練法
直接法	直接話し方にアプローチ	リッカムプログラム（p.47参照），流暢性形成法（p.51），吃音緩和法（p.53），統合的アプローチ（p.55）
間接法	直接的には発話への働きかけを行わない	環境調整法（p.45），メンタルリハーサル法（p.55）

　すべての吃音児・者に有効な指導・訓練法は現在のところ存在しない。状態にあわせて，あるいは効果がみられない指導・訓練法を漫然と継続せず，適切な指導・訓練法を選択できるように，可能な限り多くの指導・訓練法に習熟し，選択肢をもつ言語聴覚士であってほしい。

幼児期の指導・訓練の開始時期（経過観察）

　発吃間もない幼児期の吃音は自然治癒を待つことも，吃音を専門とする言語聴覚士が少ないわが国の現状では必要かもしれない。

　ただし，「様子をみましょう」などの指導だけでは保護者が積極的な指導・訓練の開始時期を判断できず，「自然な流暢性」獲得が期待できる時期を逸する可能性がある。最低限，環境調整的な指導はしたうえで，必ず経過観察をする。

　ただし，悪化傾向が認められる場合は指導・訓練開始が推奨される。年長に上がる頃を1つの目安とするのもよい。

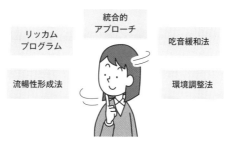

● 多くの指導・訓練法の選択肢をもつ言語聴覚士

解答

1 ①目標，②進展段階，③幼児，④学齢，⑤コントロール，⑥受容可能
2 ⑦直接，⑧間接，⑨リッカムプログラム（Lidcombe program：LP），⑩流暢性形成法，⑪統合的アプローチ，⑫メンタルリハーサル法，⑬環境調整法
3 ⑭幼児，⑮経過観察，⑯自然治癒，⑰年長

2 吃音・流暢性障害の指導・訓練 —— ②保護者指導・環境調整法

1 吃音の子どもの保護者指導について空欄を埋めなさい。

- （　①　）期は，直接的に子どもの指導を行うというよりは，保護者に対する指導が中心となることも多い。
- 言語聴覚士は，「自分のせいで吃音になった」と（　②　）感を抱く保護者に対して，今の医学では親の育て方のせいで吃音になることはないことが証明されていると伝えるなど，保護者が吃音の正しい（　③　）をもって適切な対応ができるように支援していくべきである。

2 環境調整法について空欄を埋めなさい。

- 環境調整法とは，吃音の（　④　）・（　⑤　）に作用すると考えられる環境的要因を調整する指導法の総称である。子ども自身ではなく，保護者をはじめとする子どもの周囲の人を対象とし，吃音のある子どもへの望ましくない（　⑥　）を変容する。一般的には（　⑦　）環境を徹底して調整する。
- その具体的な指導内容としては，子どもに話しかける時は，（　⑧　）な発話速度で（　⑨　）な言葉を用いた短い文で話す，ワンテンポほど（　⑩　）を空けて応答する，（　⑪　）を減らすなどがある。
- 子どもの話を聞く時は，話し方ではなく（　⑫　）に注目し，吃っても話の中断や言葉に対する（　⑬　）はしないように指導する。
- その他にも，子どもに（　⑭　）的態度で接し，毎日ゆったりかかわる時間をもつなどの指導も有用である。
- 指導する際は，通り一遍の説明をするのではなく，実際に親子の遊び場面の観察を通して，望ましくないと思われる点について，（　⑮　）をつけて少しずつ指導する。また，保護者の（　⑥　）に問題があるわけではなく，吃音のある子どもにとって望ましい環境を整えるというスタンスで指導をする。
- 近年，環境調整法に（　⑯　）を組み合わせた（　⑰　）の指導効果についてのエビデンスが蓄積されている。

MEMO
▶わが国では，「環境調整法」と同じ用語を用いながら，指導者によって調整するおもな対象は多様性があるため注意を要する。

MEMO
▶子どもを感情的に叱る，過剰に厳しいしつけをするなども避ける。もちろん，子どもが悪いことをした場合は叱るべきであり，子どもの発達レベルにあったしつけは必要である。

MEMO
▶たとえば，食物アレルギーのある子どもの食事からアレルゲンとなる食品を減らしたり，取り除いたりするようなものである。食物自体は悪いものではない。

HINT
▶（　⑯　）は直接的な言語訓練。

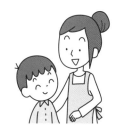

読み解くための Keyword

保護者指導 (小児)

　幼児期は，子ども本人よりも保護者指導が中心となることも少なくない。一般に，吃音は正しい理解どころか誤解が多い。まず，「吃音になったのは自分の育て方のせい」と罪悪感をもつ保護者には，今の医学ではそのようなことは否定されていると伝える。また，「いじめられるのではないか」など保護者の心配や悩みは尽きない。保護者が，吃音の正確な知識を持ち，自信をもって適切なかかわり方ができるようになると子どもの吃音は軽減する可能性があるため，保護者の支援が重要である。

環境調整法 (小児)

　環境調整法とは，吃音の持続・進展に作用すると考えられる環境的な要因を調整するように子どもの周囲の人 (特に保護者) を指導する指導法 (下図) の総称であり，統一的な方法はない。必要なら何歳からでも導入できる。

　一般的には，コミュニケーション環境の調整を徹底的に行う。実際に親子の遊び場面などを観察し，吃音の子どもにとって望ましくないかかわりがみられた場合，優先順位をつけて少しずつ，しかし確実に調整をする。

　また，周囲の子どもたちによる指摘やからかいなどがある場合は園の保育士・教諭らと連携し，徹底的に対応する (p.61 参照)。

　環境調整法に流暢性形成法 (p.51 参照) を組み合わせた DCM (demands and capacities models) は，現在リッカムプログラム (Lidcombe program：LP，p.47 参照) との治療効果の比較研究が行われている最中である。現時点では両者に大差はないとされている。

子どもに話しかける時

・ゆっくり，音と音をつなげ気味に話す
　＊抑揚や声の大きさが不自然にならないように
・応答する時は一呼吸間をあけてから話し始める
・簡単な言葉を使い，短い文で話す
・質問は減らす (特に長く説明が必要なこと)

子どもの話を聞く時

・吃ってもじっくりと話の内容を聞くようにする
・話の途中で口をはさまない
・話し方の指摘や言い直しをさせない

他にも…

・受容的な態度で接する
・毎日短時間でも子どもとゆったりかかわる時間をもつ
・生活のペースをゆっくりにする
・きょうだい間で競って話すことは避け，順番に話すルールを作る
・子どもが吃音の話をしてきた時は避けずに対応する

● 望ましいコミュニケーション態度

---

1 リッカムプログラムについて空欄を埋めなさい。

- リッカムプログラム (Lidcombe program：LP) はオーストラリアで作られた（ ① ）の技法を用いた（ ② ）歳までの吃音幼児に用いられる指導法である。

- 毎日楽しい雰囲気の中で，（ ③ ）が子どもと会話（課題）をしながら（ ④ ）な発話を目指すステージ1と，（ ⑤ ）での般化と維持を目指すステージ2がある。

- ステージ1では，週に1回の頻度で言語聴覚士の綿密な指導を受けながら，（ ③ ）が毎日家庭で難易度の調整が十分に考慮され（ ⑥ ）化された課題を行うことからはじめる（例：（ ⑦ ）レベルで若干吃音が生じる子どもであれば，親子で一緒に絵本をみながら，描かれた物の名前を言う課題を行うなど）。

- 言語聴覚士や（ ③ ）は子どもとやりとりしながら，子どもの発話中の明らかな（ ⑧ ）か，明らかな（ ⑨ ）に対して，5種類の（ ⑩ ）とよばれる反応を会話の流れを妨げないように返す。明らかな（ ⑧ ）に対する（ ⑩ ）には「褒める」，「（ ⑪ ）を促す」があり，明らかな（ ⑨ ）には「穏やかに（ ⑫ ）を促す」がある。「（ ⑬ ）」はどちらの場合にも使う。

- 保護者は，子どもの日常の発話の状態を（ ⑭ ）段階評価で毎日記録する。言語聴覚士は保護者の報告や訓練室での観察などを元に課題のレベルを調整し，必要に応じて（ ⑩ ）の与え方の見本をみせたり，課題に適した（ ⑮ ）の提案などを行う。

- 吃音が改善してきたら，上記のような（ ⑥ ）化された課題場面での会話から少しずつ（ ⑯ ）化場面での会話に移行する。さらに厳密な基準をクリアした場合，ステージ2へ進む。

HINT

▶（ ② ）についてさらに，LPを小学生にも適用できないか，現在研究が進められている。

MEMO

▶指導する言語聴覚士は，マニュアルの熟読（現在，日本語訳はされていない），または定められたワークショップの受講により，十分な理解の上で実施すべきである。ワークショップは近年，わが国でも年に1回程度の頻度で横浜や関西で開催されるようになった。

HINT

▶（ ⑦ ）の例は，いわゆる「呼称」である。発話単位は？

読み解くための **Keyword**

リッカムプログラム（Lidcombe program：LP）（小児）

　オーストラリアで6歳までの吃音幼児を対象に開発された方法である。言語聴覚士の指導下で，保護者が毎日家庭で子どもと楽しく会話をしながら行う。流暢な発話を褒め，その生起確率を増やすというオペラント学習の原理を用いた行動療法であり，有効性のエビデンスが蓄積されている。ステージ1でほぼ吃音のない発話が達成されたら，ステージ2で日常生活場面での維持を目指す。

　会話中は子どもの発話の種類に応じて，下図に示した言語的随伴刺激を返す。言語的随伴刺激は，子どもの発話中の明らかな流暢性発話か明らかな吃音のどちらかにのみ返すが，流暢性発話に対するものがずっと多くなるように（比率が5：1など）調整する。

　具体的には，ステージ1の初期には1日15分程度，構造化された環境下（例：絵本を一緒にみながら単語レベルの発話を促す。重症度によってレベルを調整する）で練習する。スモールステップで，次第に構造化された課題を減らし，日常会話（非構造化）場面での指導に移行する。

　保護者には毎日，その日の子どもの日常の発話の状態を0〜9段階で記録してもらう。ステージ1では言語聴覚士は週1回，保護者の報告と言語訓練室での観察により適切な課題レベルを調整して，保護者に言語的随伴刺激の与え方を指導し，教材の提案なども行う。

　子どもが日常生活の中で流暢性を保てるようになり厳密な基準をクリアしたら，ステージ2へ進む。ステージ2の初期では，ステージ1と同様に保護者は言語的随伴刺激を日常会話にて用いるが，次第に頻度を減らし，最終的になくしていく。言語聴覚士との面接も時間や頻度を減らしていくが，吃音は再度症状がぶり返すことがよくあるので，約1年かけて慎重にセラピーを継続していくことを保護者に強調して伝える必要がある。

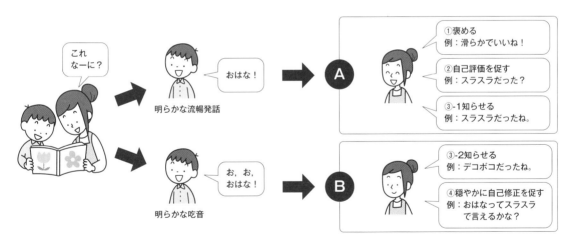

● **言語的随伴刺激の与え方（単語レベルの課題の例）**
Ⓐ：Ⓑ ＝ 5：1 になるように。

（参考：Lidcombe Program Trainers Consortium主催リッカム・プログラム・ワークショップ配布資料，2015）

■ 小児の吃音の指導・訓練法について空欄を埋めなさい。

- 幼児期の吃音指導では，（　①　）な発話体験増加を目的に保護者が日常で「ゆったりして楽な」発話を提示する。
- 幼児でも，年齢が上がれば意図的に（　①　）な発話を誘導する遊びを実施する。スモールステップで難易度を調整する。
- さらに上記の対応では改善がみられない子どもは，直接的な言語訓練である（　②　）法の導入を検討する。
- また，絵を用いて（　③　）の仕組みを理解させたり，「（　①　）な話し方」と「（　④　）の話し方」を人形に演じさせ，弁別・同定訓練をすることも必要に応じて実施する。
- （　③　）の仕組みの理解は，（　②　）法の導入を容易にし，吃音が出現した時に自分の体がどうなっているのかを客観的に理解することに役立つ。（　①　）な，あるいは（　④　）の話し方の理解は，どちらがよいということではなく，いろいろな話し方があることを理解し，吃音についてオープンに話すことに慣れ，吃音に対する（　⑤　）なイメージの減少や予防につながる。

■ 学齢期の環境調整と心理面のサポートについて空欄を埋めなさい。

- 多くの子どもは，学齢期初期までに進展段階第（　⑥　）層に到達しており，うまく話せず（　⑦　）から指摘される場面も増加し，吃音に対する（　⑤　）なイメージが形成される。よって，学齢期の環境調整は，吃音についての正しい理解と対応を，まず（　⑧　）に，そして周囲の（　⑨　）たちに拡がるようにして，吃音児が長時間過ごす「学校」という場で，安心して過ごせるようにすることである。
- 同時に（　⑩　）をサポートして，（　⑪　）が吃音のある子にとって最も安心して話せる場になるようにする。

MEMO
▶絵カードを呼称するような課題でも楽しい雰囲気の中で実施すれば立派な「遊び」である。他にも，単語レベルなら，なぞなぞやしりとりなども楽しく実施できる。

MEMO
▶「必要以上に喉に力が入っている」などと理解できれば，吃音を客観的に捉える一助となり冷静になれる。

HINT
▶吃音の自覚が生じるのは？

HINT
▶（　⑧　）には吃音児に対して学校で一番味方になってほしい。

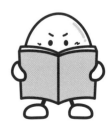

読み解くための Keyword

流暢な発話の促進（流暢性形成法を含む）（小児）

　幼児期初期などは，日常会話の中で環境調整法（p.45 参照）で述べたような「ゆったりして楽な」話し方を保護者が実行することで，それを子どもが自然にまねをして滑らかにいう体験が増える。

　しかし，幼児期でも年齢が上がってくると自然にまねをしなくなるため，流暢な発話を誘導するような遊びの場面を設けて，上記の話し方を実施する。遊びは絵カード呼称やしりとり，なぞなぞなどの簡単なものから動作絵カードの説明や質問－応答，自由会話など，子どもの様子を確認しつつ少しずつ難易度を上げていく。

　さらに吃音の意識があり，発話行動のコントロールができそうな子ども（多くは学齢期以降であるが，一部幼児も実施可能）には，いわゆる流暢性形成法（p.51 参照）を導入するが，もちろん成人と同様の方法では実施困難なため，子どもの年齢や理解に応じて教材や教示方法を工夫しながら行う（たとえば，亀のぬいぐるみを使って「ゆっくり」をイメージさせながら発話させるなど）。

　また，絵などを用いて「流暢に話している時」や「力が入って吃音が出現している時」などの発声発語の仕組みを理解させたり，人形を使って「ゆったりして楽な（流暢な）」話し方と吃音の話し方の弁別・同定をさせることも必要に応じて実施する（話し方のよい，悪いではなく，話し方には多様性があることを理解させる）。いずれも吃音についてオープンに話題にすることで，吃音に対する過敏さを軽減・予防し，流暢性形成法の導入の際のイメージ作りにもなる。

学齢期の環境調整と心理面のサポート（小児）

　学齢期初期までには，多くの子どもが進展段階第2層に移行しており，環境によっては吃音に対して否定的（ネガティブ）な感情が芽生えかねない。そのような場合，直接的な言語訓練（多くは流暢性形成法，p.51 参照）とともに，環境調整と心理面のサポートが重要になる。

　学齢期の環境調整は，保護者や学校の担任の先生などを通じて吃音のある子どもにとって安心して過ごせる環境を整えることが重要である（詳細は p.61 参照）。特に，家庭が子どもにとって最も安心して話せる場となるように，保護者をサポートする。保護者が吃音の有無にかかわらず大切な子どもであるという姿勢で子どもを受け止められるよう，また子どもの吃音についての疑問や困りごとに対応できるよう支援する。

解答
1①流暢，②流暢性形成法，③発声発語，④吃音，⑤否定的（ネガティブ）
2⑥2，⑦遊び，⑧担任の先生，⑨子ども，⑩保護者，⑪安心感

■1 吃音の主要な言語訓練について空欄を埋めなさい。

- （　①　）は「吃らずに話す」ことを目標とする伝統的な言語訓練の１つである。
- （　②　）の使用，発話速度の（　③　），阻止（ブロック）に対しては（　④　）の軽い接触，呼気流の穏やかな保持など，吃音症状が生じにくい話し方を指導する。
- 上記の発話技術を使用すると，やや（　⑤　）な発話となることも多い。流暢性を保ちながら，可能な限り発話速度を上げ，（　⑥　）を豊かにして自然な発話に近づけていく。
- （　⑦　）内での流暢性は得られやすいが，日常生活への般化は比較的困難であるという意見もある。

■2 上記の指導・訓練の難易度の調整について空欄を埋めなさい。

- 上記の発話技術を用いて，（　⑧　）→（　⑨　）→句→文→文章などのように発話単位をスモールステップで系統的に長くして練習する。
- 比較的容易な（　⑩　）から開始するが，日常生活での般化を促すためになるべく早い段階で質問応答などを訓練に取り入れ，最終段階では（　⑪　）訓練を行う。
- 訓練場面で言語聴覚士との流暢な発話が可能になったら，相手を（　⑫　）など身近な人たち，学校の友人や（　⑬　），職場の同僚や上司，初対面の人など徐々に難易度を上げていく。
- 場所も言語訓練室から（　⑭　），次に（　⑮　）や会社，はじめての店といった具合にレベルを上げていく。
- 場面は，挨拶，店での（　⑯　），あるいは初対面での自己紹介，（　⑰　）でのやりとりなど，本人の苦手とする社会生活場面を難易度順に訓練していく。

MEMO

▶長年，吃音緩和法と双璧をなす言語訓練法とされてきた。流暢性促進法ともいう。

HINT

▶（　②　）は音声障害の指導・訓練でも用いる。

HINT

▶（　⑥　）はイントネーションともいう。

MEMO

▶必ずしも書いてある順番に実施するわけではない。初対面の人の方が話しやすいという患者であれば，最初にそこから始めることもありうる。相手や場所，場面など条件の難易度を本人から聴取し組み合わせを考える。

MEMO

▶自己紹介を苦手とする吃音児・者が多く，学生の場合，新学期が憂鬱となる理由の１つになりやすい。

HINT

▶（　⑰　）は吃音者が最も苦手とするものの１つ。目の前に相手がいない。

読み解くための **Keyword**

流暢性形成法（小児〜成人）

流暢性促進法ともいう。流暢性形成法は，吃音が出にくいコントロールされた話し方をする（ゆっくりやわらかく発話する）ことで「吃らず話す」という目標を達成する方法である（「吃らず」には，「吃音がそれほど出ない話し方で話す」も含まれる）。

DAF（遅延聴覚フィードバック装置，delayed auditory feedback）を用いるなど流暢性形成法に属するプログラムは数多くあるが，おもな発話技術の訓練法としては，①発話速度の低下（引き伸ばし気味の発話），②やわらかい起声（軟起声），③句ごとの最初の音で，子音をはっきりさせすぎない構音器官の軽い接触，④呼気流の穏やかな保持などがある。

これらの発話技術を用いて，系統的な訓練を行う。たとえば，発話単位は構音障害の訓練などと同様に，1音節，単語，句，2〜3文節の文，文章，会話といったように少しずつレベルを変化させていく。また，音読は訓練が行いやすく訓練効果も得られやすいため，まず音読からはじめ，その後，呼称，モノローグや質問応答，会話などの順序で進めていくことが多い。さらに，言語聴覚士が早口で話したり，聞き返したり，返答に時間的制限を加えたりするなど，負荷となる条件を組み込んで訓練を行うこともある。

吃音を生じにくくするために発話速度を著しく低下させた場合など不自然さが目立つ場合は，流暢性を保ったまま次第に発話速度を上げ，抑揚を豊かにし，発話を自然なものに近づけていく段階を設ける。しかし，ある程度は本来の話し方とは異なるコントロールされた話し方となるため，違和感が残る場合もある。

さらに流暢性形成法は，言語訓練室内では比較的容易にコントロールできるようになっても，日常生活への般化が難しいという説もある。そのため，言語訓練室内から家庭，学校や会社，はじめての店といった場所，あるいは言語聴覚士から保護者・きょうだい，友達・先生や同僚・上司，はじめての人など話す相手の条件の組み合わせにより，また，挨拶，簡単なやりとり，レストランでの注文，授業での発表，自己紹介，電話などの場面によるストレスの程度などの条件も考慮し，本人にとって難易度の低い社会生活場面から高いものへと少しずつステップを踏んでいく。

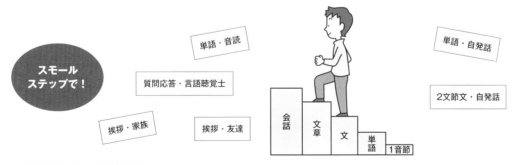

● **流暢性形成法の系統的訓練**

❶吃音の主要な言語訓練について空欄を埋めなさい。

- Van Riper らによって提唱された（　①　）法は，流暢に話すことを目標とする（　②　）法と対比されることが多い。
- （　①　）法は「吃ってはいけない」と吃音を恐れて回避することによっていっそう苦しくなるという考え方から生まれ，苦しい吃音を（　③　）な吃音に変えようとするものである。

❷上記の指導・訓練の技法について空欄を埋めなさい。

- 第1段階「（　④　）」：言語聴覚士と一緒に，自分の（　⑤　）や吃音に対する（　⑥　）と（　⑦　）について確認し理解する。
- 第2段階「（　⑧　）」：実際の発話場面にて（　⑤　）が出ても，自身の発声発語器官や聞き手の状態などを確認し，吃音に対する恐怖や否定的な考え方を（　⑧　）する。周囲の人に自身の吃音について（　⑨　）することも含まれる。
- 第3段階「（　⑩　）」：（　③　）な吃音で話す手法を習得する。準備的構えを作って発話を開始し，吃音症状が出たらいったん発話を停止し（　⑪　）法を用いたり，意識的に緊張を緩めながら引き伸ばし気味に発話する（　⑫　）法を用いて最後まで話す。
- 第4段階「（　⑬　）化」：（　③　）な吃音を，日常生活でより（　⑭　）的に（　⑬　）して使えるようにする。また，本人が自分に必要な課題を考えられるように支援し，（　⑮　）から自立させる。

💡HINT
▶吃音についての心理的問題。

📝MEMO
▶「思っているほど相手は気にしていない」ということに気づかせることが基本であるが，当然否定的な反応に出合うこともある。その場合でも，冷静さを保てるようにする。

吃音緩和法〔成人（中学生以上を含む）〕

　吃音修正法ともいう。Van Riper らが提唱した吃音緩和法は，流暢性形成法が目指す「吃らないで話すこと」が，吃音に対する恐れや回避を助長し，吃音をいっそう苦しいものにするという批判から生み出された。流暢性形成法とは逆に吃ることを奨励し，吃音状態を客観的に捉え，より楽な吃音に変えようとする。また，吃音を回避しないため吃音に慣れ，あるいは吃っても大丈夫だとわかり，吃音に対する恥ずかしさや恐怖心を軽減し，回避行動を減らすことにつながる。

　吃音緩和法は，以下の４つの重なり合った段階で構成されている。

●第１段階：同定

　言語聴覚士と一緒に，自分の吃音症状（中核症状や二次的症状）や吃音に対する感情と態度を観察し，発語器官の状態や自分の感情などについて理解する段階である。自分の吃音症状を言語聴覚士の模倣や鏡・録画を通して確認し，話し合う。自身の吃音と向き合うストレスに注意しながら進める。

●第２段階：脱感作

　吃音症状や聞き手に対する脱感作を行う。実際の発話場面で吃音症状が出ている時でも発語器官がどうなっているのか探りつつ，聞き手に受け入れられている，自分が思っているほど相手は気にしていないことを経験する。また，周囲の人に吃音についてオープンに話す（カミングアウト）も推奨される。

●第３段階：緩和

　取り消し法，引き出し法，準備的構えなどのスキルを用いてより楽な吃り方を学ぶ。

・取り消し法：症状が出現したら意図的に間をとり，その時間内に分析し楽に吃るための準備をする。発語器官をそっと動かし声を出してゆっくりと話す。

・引き出し法：症状が出現しはじめた時，無理に言葉を出そうとしないで，その緊張を意識的に緩めながら軽く引き伸ばすようにして発話する。

●第４段階：安定化

　楽な吃り方を，日常生活でより自動的に安定して使えるようにする。最終的に患者自身が自分に必要な課題を考えられるように支援し，言語聴覚士からの自立を徐々に促す。

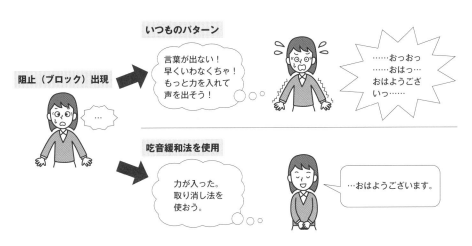

いつものパターン

言葉が出ない！早くいわなくちゃ！もっと力を入れて声を出そう！

阻止（ブロック）出現

……おっおっ……おはっ…おはようございっ……

吃音緩和法を使用

力が入った。取り消し法を使おう。

…おはようございます。

● **吃音緩和法のイメージ**

2 吃音・流暢性障害の指導・訓練 ── ⑦言語訓練（3）

1 吃音の言語訓練について空欄を埋めなさい。

- （ ① ）とは，伝統的な吃音の指導・言語訓練法である（ ② ）と（ ③ ）のそれぞれの特徴を組み合わせたアプローチである。
- たとえば（ ② ）と同様に系統的にスモールステップで発話訓練を実施しつつ，（ ③ ）が重視する吃音に対する否定的な感情・態度の軽減と（ ④ ）を消去するなど，それぞれの特徴を取り入れる。

> **MEMO**
> ▶長年，相容れないとされてきた2つの指導・訓練法を組み合わせたのは画期的である。

2 （年表方式による）メンタルリハーサル法について空欄を埋めなさい。

- メンタルリハーサル法は，（ ⑤ ）につながると考えられる経験を幼少時から積み重ねることが，「吃音の発症と進展に大きくかかわる」という考え方に基づく。
- 吃音児・者から聞き取りをして，それらの経験に結びついている（ ⑥ ）的な感情・情動を，（ ⑦ ）により減少させることで吃音の改善を目指す。
- まず，（ ⑥ ）的な感情・情動が結びついていると考えられるエピソードを幼少時から順番に聴取していく。たとえば，「小学校2年生の学芸会で吃って先生に注意されて悲しかった経験」であれば，この場合の（ ⑥ ）的な感情・情動は「（ ⑧ ）」という部分である。
- 次に，感情・情動的に逆となる肯定的イメージ（拮抗刺激）を作成し，全身の（ ⑨ ）を実施したうえでそれを頭の中で想起する練習を毎日自主訓練として行う。
- また，過去のエピソードへの対応と並行して，現実の日常生活で発話や発声発語器官の（ ⑩ ）的コントロールや，嫌な出来事を繰り返し思い出すことを禁止する。

> **MEMO**
> ▶メンタルリハーサル法について，本質的な理解と手技の習熟が必要であるため，講習の受講を強く推奨する。

> **MEMO**
> ▶左記の例であれば，「小学校2年生の学芸会でスラスラとセリフを言って役を演じきり，『君のおかげでうちのクラスが優勝できた』と先生に褒められる」などが拮抗刺激となる。

> **HINT**
> ▶（ ⑨ ）は力を抜いていく方法。

3 機器による指導・訓練について空欄を埋めなさい。

- （ ⑪ ）を吃音者が利用すると吃音が軽減されることを利用した指導・訓練法であるが，（ ⑫ ）場面では効果がなく，おもな言語症状が（ ⑬ ）の場合は効果がないとされる。

> **HINT**
> ▶（ ⑪ ）は自身の発話を数十ms〜200ms程度遅らせて聴取する。

> **MEMO**
> ▶朗読などには有効であるという説もある。

読み解くための Keyword

統合的アプローチ〔成人（中学生以上を含む）〕

　　統合的アプローチとは，前述した流暢性形成法と吃音緩和法を組み合わせたアプローチである。流暢性形成法の流暢な発話の訓練プログラムを細かく組み立てて（系統的に）用いる特徴や，吃音緩和法の吃音に対する否定的な感情・態度に対応する特徴を，症例の状態にあわせて，組み合わせる順序や程度を柔軟に変化させて用いる。

（年表方式による）メンタルリハーサル法（小学校3年生〜成人）

　　都筑によれば，メンタルリハーサル法は Van Riper の「吃音悪化要因（否定的な感情・情動）」につながると考えられる幼少時からの経験が発話に重大な悪影響を与える（吃音を出現させる）という考えに基づいており，吃音を軽減させるため，系統的脱感作によって吃音悪化要因を減少させようとするものである。話し方に直接アプローチはせず，言語聴覚士の指導を受けながら自宅で就寝前などに自主訓練として，頭の中のイメージで毎日練習をする。

　　主要な具体的手法は，①幼少時からの吃音悪化要因につながる経験を分析し，それぞれのエピソードに結びついた否定的な感情・情動を中和するような肯定的なイメージ（＝拮抗刺激）を順番に作成し，②全身のリラクセーションを実施したうえで徐々に想起していくというものである。

　　①の例としては，小学校低学年の国語の授業で吃って音読をして笑われて（＝実際のエピソード），情けない気持ちでいっぱい（＝否定的な感情・情動）になった経験に対して，流暢に音読をして褒められるイメージ（＝拮抗刺激となる肯定的なイメージ）などである（図）。

　　それらと同時に，日常生活での発話や発声発語器官の人為的なコントロールおよび否定的な感情を伴ったエピソードを繰り返し思い出すことを禁止する。

　　治療効果の維持は比較的よいとされるが，そもそも治療自体に平均2〜3年の時間が必要であり，精神疾患などがあると用いることはできない。

機器による指導・訓練（DAF）

　　吃音者が DAF（遅延聴覚フィードバック装置，delayed auditory feedback）を使用すると，吃音症状が軽減することは p.3 にも述べた。DAF の使用により発話速度が遅くなり，いつもの話し方とは違った感じになる。自身の発話に注意が向きにくく，斉唱に似た効果が得られるのかもしれない。ただし，会話には効果がなく，阻止（ブロック）にも効かないと否定的な意見も多い。

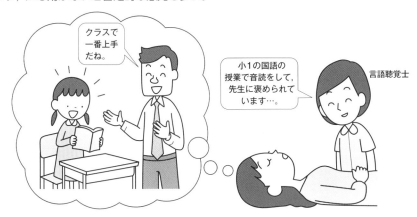

● 指導下でのリラクセーションと拮抗刺激

◀1 認知行動療法について空欄を埋めなさい。

● 認知行動療法は，（　①　）療法と（　②　）療法の技法を組み合わせた心理療法であり，「出来事－認知・思考－（　③　）－（　④　）」の相互関係に注目する。

● 何か出来事があった時に，瞬間的に思い浮かぶイメージや考え，すなわち（　⑤　）によって生じるいろいろな（　③　）に基づいて（　④　）をしている。（　⑤　）が否定的－（　⑥　）の歪みがある状態─であれば，不適応な反応が生じるため，（　⑦　）理論などの行動科学の理論や行動変容の技法を用いて，この歪みを修正していくのである。

● 元々は（　⑧　）や不安症などの治療に用いられており，近年吃音治療への利用が試みられるようになった。

● 「上司への電話ですごく吃って嫌がられるので緊張してしまい，かけづらい」という，ある吃音患者の訴えから考えてみる。この場合の出来事は「（　⑨　）」の部分である。「（　⑩　）」という部分は（　⑤　）であるが，これにより「緊張」という非合理的な（　③　）が生じて，電話を避けるという不適応な（　④　）につながっている。

● 認知行動療法では，（　⑤　）を裏づける根拠と矛盾する根拠を挙げ，それらを元に別の考え方ができないかを考える。その過程で「今まで吃音のことばかり気にしすぎていた」などと自分自身で気づくこと，すなわち（　⑥　）の歪みの修正ができれば，「吃ってもよいからきちんと仕事の電話連絡はする」という（　⑪　）に結びつけることができる。

◀2 吃音の薬物療法について空欄を埋めなさい。

● （　⑫　）阻害薬であるオランザピンを用いて吃音が30％軽減できたが，日常生活が困難となるほどの副作用が生じ，現実的に使用することは困難であった。

◀3 クラタリングの指導・訓練について空欄を埋めなさい。

● （　①　），感情，（　⑬　），コミュニケーションのすべての改善を目指す。発話速度の（　⑭　）のために音節（　⑮　）訓練などを行う。

● （　⑯　）を用いた訓練で，発話速度や流暢性の問題の自覚を促すことも重要である。

HINT
▶名称がヒントになっている。

MEMO
▶グループ訓練などの研究も行われている。

MEMO
▶矛盾する根拠は「反証」ともいう。
たとえば，その日は確か大切な来客があったので，対応に追われていた可能性がある。また，実際に嫌そうな態度をとられたことはない，など。

MEMO
▶社会人として一番重要なことは，電話でスラスラ話すことではなくて，仕事の報告をきちんとすることではないか，上司が忙しそうな時はメール連絡の許可をもらえないか相談してみよう，など。

HINT
▶自身の発話速度や流暢性の分析などを行う。

🔑 読み解くための **Keyword**

認知行動療法〔主として成人（中学生以上を含む）〕

　認知行動療法とは，認知療法と行動療法の技法を組み合わせたアプローチであり，不適応状態にある人に対して，学習理論をはじめとする行動科学の諸理論や行動変容の諸技法を用いて，適応的な反応を学習させていく心理療法である。うつ病などの治療で知られているが，近年，吃音の指導・訓練への導入が試みられるようになった。吃音の二次的症状や，実際以上の，あるいは誤ったネガティブな認知・感情・態度などの改善を目的とする。

　たとえば，ある吃音者から「上司へ電話をかける時すごく吃り，嫌がられるので緊張して余計に吃るからかけたくない」という訴えがあったとする。この場合の事実（＝出来事）は，「上司に電話をかける時，すごく吃る」ことであり，「嫌がられる」は認知というフィルターを通したその人自身の思考である。吃ると瞬間的に「嫌がられる」などと悪く考える癖（自動思考）によって，「上司への電話は緊張する（＝感情）」になるのは非合理的である。このような思考パターン（＝認知の歪み）を修正し，適応的な行動を起こさせるのである。図のように，思考に客観的な根拠があるか分析し，他の適応的思考をあげる過程で「今まで吃音を気にし過ぎていた」と，自分で気づき（＝認知の歪みの修正），吃っても気楽に電話がかけられる（＝適応的行動）ことを目指す。

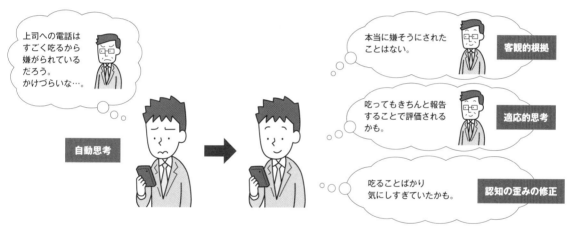

● **吃音に対する認知行動療法のイメージ**

吃音に対する薬物療法

　吃音の薬物療法については，統合失調症の治療などに使われるオランザピン（ドパミン阻害薬）による海外の研究が有名である。この研究では，吃音を 30％軽減することができたが，非常に強い眠気や全身倦怠感，口渇感などの副作用が生じた。これでは日常生活が困難となることが想定され現実的ではない。ちなみに，現在，日本で吃音の治療目的で承認されている薬はない。

クラタリングの指導・訓練

　認知，感情，発話およびコミュニケーションの 4 要素すべての改善を目指す。発話の改善のために，流暢性形成法や音節タッピング訓練（音節ごとにタッピングしながら音読する）などで発話速度の低下や，視聴覚フィードバックを用いた訓練で，自身の発話の速度や流暢性などの分析をさせ，言葉の問題の自覚を促す。

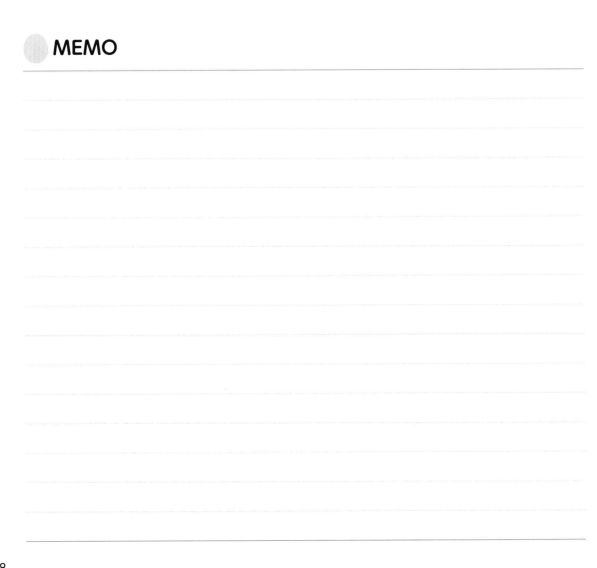

MEMO

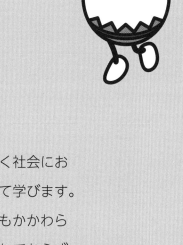

第 **4** 章

吃音・流暢性障害の社会的な環境調整

この章では吃音・流暢性障害児・者を取り巻く社会における環境調整やセルフヘルプグループについて学びます。吃音・流暢性障害児・者は非常に大勢いるにもかかわらず，吃音・流暢性障害は周囲の人たちに知られておらず，誤解による不適切なかかわり方をされることが多いのです。周囲の人たちへの指導のポイントや活用できる法律などの知識，セルフヘルプグループの活動について理解しましょう。

1 社会的な環境調整（小児）

■1 吃音児・者の環境調整について空欄を埋めなさい。

- 吃音は，小児では幼稚園・保育園や（ ① ），成人では職場での経験に影響を受けるため，（ ② ）的な環境調整が必要となる。

■2 吃音児の環境調整について空欄を埋めなさい。

- 幼稚園・保育園の（ ③ ）以降は，周囲の子どもたちから話し方についての質問が増えるかもしれない。小さいうちは吃音児が自分で対応することはむずかしいため，（ ④ ）や（ ⑤ ）が「話し方の癖なんだよ」などと対応する。

- （ ⑥ ）やいじめは，吃音の最大の（ ⑦ ）の1つであり，心理的トラウマにもなりかねないため，絶対に阻止すべく，幼稚園・保育園や学校の先生と連携する。あわせて，周囲の子どもたちに吃音児との適切な（ ⑧ ）の説明をして，先生方が（ ⑨ ）となって実践してもらうよう依頼する。

- 日常の幼稚園・保育園・学校生活でも，子どもたちの活動にかかわるあらゆる人に，吃音の正しい理解と対応をしてもらうよう文書などで依頼する。たとえば習い事の先生や，学齢児であれば（ ⑩ ）や放課後子ども教室の先生，授業だけでなく部活動や朝夕の（ ⑪ ）などの見守りや指導を担当する先生などである。

- 日常の幼稚園・保育園・学校生活で，吃音のためにできないことがあれば本人の希望に沿うように（ ⑫ ）を提案する。たとえば，授業中の音読が苦手であれば，時間的プレッシャーを軽減する，一人で読むのではなく（ ⑬ ）にするなどである。

- 吃音が出た時，「（ ⑭ ）なスピードで話して」，「（ ⑮ ）しなくていいよ」などとアドバイスするのは，的外れで効果がない。

💡**HINT**

▶周囲の子どもの話し方などが気になるのは年少？ 年中？ 年長？

📝**MEMO**

▶対応方法は1つではない。自分なりに考えてみよう。ポイントは，「本当のことを」，「子どもにわかるように」，「吃音のよい理解者を作れるように」である。

💡**HINT**

▶（ ⑧ ）は「吃音がでても遮らずに最後まで話を聞く」など。

💡**HINT**

▶吃音がほとんど出現しない条件の1つ。

📝**MEMO**

▶（ ⑭ ）は子どもの話し方にさらに条件を加えることになる。

💡**HINT**

▶（ ⑮ ）しているから吃音が出るとは限らない。

60

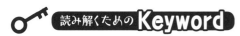

読み解くための Keyword

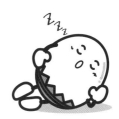

社会的な環境調整

　吃音の問題は，幼稚園・保育園や学校，職場などでの経験に影響を受けるため，それら社会的環境の調整も重要となる。ここからは，環境調整法（p.45 参照）の概念にも含まれると考えられる「吃音児・者に対して周囲の人が吃音への対応を社会的に整える」ことを，特に社会的な環境調整として説明する。

吃音児の社会的な環境調整

　4，5歳になると他者の発話に気づくようになるため，幼稚園・保育園年中以降は，周囲の子どもたちが吃音について吃音児やその親に質問（「どうしてそういう話し方をするの？」など）をすることがある。悪気はなく，純粋に不思議に思って質問する子も多い。そのような場合には「吃音っていうんだよ」，「話し方の癖なんだよ」など，わかりやすく答えられるように，言語聴覚士が一緒に準備をしておくとよい。

　からかい，いじめは，吃音の大きな悪化要因となりうる。低年齢のうちは自分で対処することはむずかしいため（いずれ自分で対応する方法も身につけさせる），ちょっとしたまねや笑いであっても本人が嫌がっているならば，幼稚園・保育園や学校の先生と連携して断固とした対応をする。幼稚園・保育園や学校の先生から，わざとではないこと，からかったりしないことなどを他児に説明してもらう。吃音がでても遮らずに最後まで話を聞くなど適切なかかわり方も説明し，先生が見本となって実践してもらうよう依頼する。

　また，普段の幼稚園・保育園・学校生活でも，吃音の正しい理解と対応を，担任の先生や必要に応じて習い事の先生，学齢児であれば学童保育所や放課後子ども教室の先生，部活動や集団登下校の担当の先生など，中学生以降であれば教科ごとの先生にも文書でお願いする。吃音のために具体的に困難なことがあれば，本人の希望を聞きながら対応策を提示する。たとえば，授業中の音読が困難である場合は時間的プレッシャーを減らす，斉読にするなどの対応が考えられる。学芸会のセリフで吃音が出る場合は「大きな声で」，「感情を込めて」など，流暢にいう以外にも多様なよい話し方があることを指導してもらうなども1つの案である。しかし吃音が出た時，「ゆっくり話して」，「落ち着いて」，「緊張しなくていいよ」などのアドバイスは効果がない。

　どうしても話せない場合を除き，基本的には話さないですませるような特別な対応は不要であり，可能な限り他の子どもと同様にいろいろなことにチャレンジしていけるよう導いてもらいたいことを伝える。

解答
1 ①学校　②社会
2 ③吃中　④保護者　⑤担任の先生　⑥（順不同）　⑦斉読／いっしょに　⑧からかう　⑨音読　⑩学童保育所児　⑪専門機関　下校
⑫対処法　⑬表現　⑭ゆっくり　⑮緊張

1 吃音者の環境調整について空欄を埋めなさい。

- 成人であっても必要であれば，社会的環境調整を行う。就職活動時の面接において，吃音が理由で著しく困難な場合，医師による（　①　）があれば，（　②　）延長や（　③　）が認められる。
- 言語聴覚士による（　④　）やエントリーシート，面接における吃音についての説明内容の指導も有効である。
- 言語聴覚士の指導・訓練で，面接や仕事場面での（　⑤　）を取り入れるのもよい。また，非流暢性を気にしすぎて視線をそらすなどの（　⑥　）や語の（　⑦　）を多用することのほうが相手に与える印象がよくないことを理解させ，きちんと（　⑧　）の対策を練ることや実際の仕事のスキルを磨くことの重要性も伝える。

2 吃音に関連する法律について空欄を埋めなさい。

- 吃音のために著しく就職や日常生活が困難な場合は，（　⑨　）の取得を検討してもよい。それにより就職では（　⑩　）枠を利用することが可能となる。
- 発達性吃音は（　⑪　）法の対象であり，（　⑫　）手帳が取得可能である。また，発語での意思疎通がほとんどできない程重度の場合は，（　⑬　）手帳の対象となる。
- 2016 年に（　⑭　）法が施行されたことにより，吃音を含む「障害」を理由とする不当な差別は禁止され，（　⑮　）を提供することが決定された。

MEMO
▶わが国では，吃音について理解のある医師が少ないので，言語聴覚士が仲介することも必要かもしれない。

HINT
▶（　④　）は就職活動では必ず提出する書類。

HINT
▶（　⑤　）では言語聴覚士が面接官や上司の役を担う。

MEMO
▶（　⑥　），（　⑦　）は意外に本人は気づいていないことが多い。

MEMO
▶もちろん，一般就労を目指せる人の方が圧倒的多数である。

MEMO
▶ ASD や ADHD などが対象となることはよく知られている。

読み解くための Keyword

吃音者の社会的環境の調整

成人でも可能な限り社会的な環境調整を試みたい。

吃音者は就職活動でも苦労することが多い。医師による診断書で，就職面接に際して面接時間を延長するか筆談にすることが可能である。吃音について履歴書や面接でどのように説明するかを言語聴覚士と一緒に考えることもよい。多くの吃音者は，面接場面で通常よりもひどく吃音が出現する。日常ではどの程度吃音が出現するのか，どのような配慮があれば業務遂行が可能であるかを，吃音のことを知らない採用担当者に理解してもらえるように説明できるとよい。また，自分の吃音を説明（カミングアウト）することで，吃音を隠さなくて済み，面接はもちろん，就職してからも気が楽になる。

また，面接や仕事場面でのロールプレイを言語訓練に取り入れるのもよい。ある程度，非流暢性を減らすことも大切かもしれないが，吃音を減らそうとするあまり，視線をそらすなどの工夫や語の置き換えを多用するなどの回避はよい印象を与えないことや，当然ながら面接対策や仕事のスキル向上の努力をしっかりすることが重要であることなどの理解を促す。

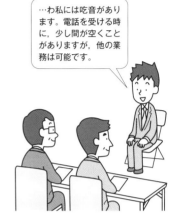

…わ私には吃音があります。電話を受ける時に，少し間が空くことがありますが，他の業務は可能です。

● **カミングアウトの例**

発達障害者支援法と障害者手帳

あまり知られていないが，発達性吃音は発達障害者支援法の対象となるため，精神障害者保健福祉手帳が適応になる。また，ほとんど音声で意思伝達できないほどに重症であれば，身体障害者手帳の対象となる。吃音のために日常生活を送ることが困難な場合は，取得を考えるのも1つの案である。精神障害者保健福祉手帳の取得については，吃音を診ている医師（精神保健指定医でなくてもよい）であれば，初診から6か月以上経過後に意見書を書くことができる。障害者雇用枠を利用することもできる。

障害者差別解消法

2016年4月1日から「障害を理由とする差別の解消の推進に関する法律（障害者差別解消法）」が施行された。これにより，

・不当な差別的取り扱いの禁止：国・都道府県・市町村などの役所，会社やお店などの事業者（国や事業者）が正当な理由なくして，吃音を含む障害を理由として差別することを禁止する

・合理的配慮の提供：国や事業者は吃音を含む障害の困難を取り除くための対応の申し出があった際に，負担が重すぎない範囲で対応に努める

ことが決定された。

■1 吃音のセルフヘルプグループ黎明期の歴史について空欄を埋めなさい。

- 1966年，吃音の民間矯正所の卒業生が集まり，吃音者のセルフヘルプグループである（　①　）を設立した。
- 設立当初は，吃音の訓練方法などを模索していたが，次第に目標は変化し，1976年に（　②　）を発表した。
- （　②　）は，吃音を（　③　）ことではなく，上手に付き合いながら社会参加することを目標として掲げた。

■2 現在の吃音のセルフヘルプグループについて空欄を埋めなさい。

- （　①　）は，日本全国で30以上のグループがある。それらが連携して，全国組織である（　④　）を作っており，官公庁やマスコミ，その他団体に対する窓口機能を果たしている他，全国，あるいは広域で取り組むべき事業の実施などに取り組んでいる。
- 現在の言友会は，各地の言友会がそれぞれ主体性を持ちながら，「吃音と向き合い，豊かに暮らす」ために，（　⑤　）や各種イベント，会報の発行などの身近な活動から，吃音の臨床家や（　⑥　）などいわゆる専門家との交流や（　⑦　）との交流，（　⑧　）の獲得のための活動など，幅広い活動を行っている。
- 言友会は，長年（　⑨　）を中心とした活動を行ってきたが，近年は（　⑩　）生，子どもと保護者，あるいは（　⑪　）を対象とした活動も少しずつ増えている。
- 近年，言友会以外にも若者や（　⑫　）が中心となって新たなセルフヘルプグループを設立する動きがみられる。

💡HINT
▶楽石社をはじめとする当時の吃音の治療施設。

💡HINT
▶設立当初の目標は？

💡HINT
▶略称：全言連。

📝MEMO
▶世界各地にもセルフヘルプグループはあり，国際吃音協会（International Stuttering Association：ISA）が1995年に設立されている。

💡HINT
▶話し合いなどを行う交流会で，定期的に行われる。

💡HINT
▶（　⑦　）について，みなさんが通っているのは？

💡HINT
▶（　⑪　）は吃音者が少ない性別。

📝MEMO
▶大阪吃音親子の会（大阪府），きつおん親子カフェ（広島県），きつおん親の会（愛知県）などがある。

読み解くための Keyword

言友会（セルフヘルプグループ）と吃音者宣言

　言友会は，最も歴史がある吃音者のセルフヘルプグループである。言友会は，民間矯正所（p.5 参照）の卒業生が集まり，1966 年に発足した。

　当初は，吃音矯正を目指しさまざまな活動をしていたが，紆余曲折を経て 1976 年に「吃音を治すことに時間を使うのではなく，吃ったまま社会参加をする」という主旨の『吃音者宣言』（たいまつ社）を発表した。

　言語聴覚士として，このような考え方があることを知っておく必要があり，1 つの考え方として尊重すべきである。

　現在，言友会は北海道から九州・沖縄まで 30 以上のグループが活動している。また，各地の言友会が連携して，全国組織である全国言友会連絡協議会（略称：全言連）を作っている。『吃音者宣言』で知られる言友会であるが，実際にはさまざまな考え方の会員が所属している。

　現在，各地の言友会がそれぞれ主体性を持ちながら，吃音と向き合い，豊かに暮らすために，例会や各種イベント，会報の発行などの身近な活動から，吃音の臨床家・研究者などいわゆる専門家との交流や言語聴覚士養成校との交流，公的支援の獲得のための活動など，幅広い活動を行っている。

　近年は言友会の中でも，特定の対象（中・高生，あるいは子どもと保護者，女性など）に絞った活動をすることが徐々に増えている。

　また近年，若者や吃音児の保護者が中心となって新たなセルフヘルプグループを設立する動きも出てきており注目されている。

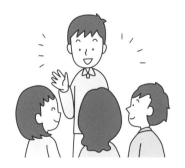
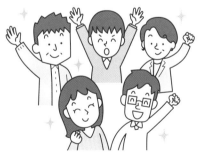

解答

1 ①言友会　②吃音者宣言　③治す　④母子通園　⑤例会　⑥相談室　⑦言語聴覚士養成校　⑧心理的支援　⑨成人　⑩中・高　⑪若者　⑫保護者

2 ④全国言友会連絡協議会

文　献

●引用文献●

1) 菊池良和：第2章　吃音の歴史　100年前の日本は吃音治療大国だった．エビデンスに基づいた吃音支援入門．学苑社，53，2012

2) 都筑澄夫（編著），宮本昌子（著）：第7章　cluttering（クラッタリング）　Ⅰ．clutteringとは．言語聴覚療法シリーズ13　改訂 吃音．建帛社，181 - 192，2008

3) 新村　出（編）：広辞苑．第六版，岩波書店，688，2008

4) Bloodstein O：A Handbook on Stuttering. fifth Edition, Thomson Delmar Learning, 107 - 116 , 1995

5) Yairi E, et al.：Early childhood stuttering I：persistency and recovery rates. J Speech Lang Hear Res 42：1097 - 1112 , 1999

6) Yvonne van Zaalen, et al.（著），森　浩一，他（監訳）：理論的背景．クラタリング［早口言語症］　特徴・診断・治療の最新知見．学苑社，3，2018

7) 大森孝一，他（編），原由紀（著）：Ⅺ　発声発語障害学　4．吃音．言語聴覚士テキスト．第3版，医歯薬出版，397，2018

8) 日本精神神経学会（日本語版用語監修），高橋三郎，他（監訳）：Ⅱ　診断基準とコード　1　神経発達症群/神経発達障害群．DSM- 5 精神疾患の診断・統計マニュアル．医学書院，44 - 45，2014

9) 菊池良和：第1章　吃音とは．エビデンスに基づいた吃音支援入門．学苑社，14，2012

10) 小澤恵美，他：Ⅰ　吃音検査法．吃音検査法 第2版 解説．学苑社，12 - 13，2016

11) 小澤恵美，他：Ⅴ　付録．吃音検査法 第2版 解説．学苑社，67，2016

12) 都筑澄夫，他（編著）：吃音年表によるメンタルリハーサル．言語聴覚療法シリーズ13 改訂 吃音．建帛社，92，2008

13) 小澤恵美，他：Ⅲ　手引き．吃音検査法 第2版 解説．学苑社，36，2016

14) 小澤恵美，他：Ⅰ　吃音検査法．吃音検査法 第2版 解説．学苑社，14，2016

15) 小澤恵美，他：Ⅰ　吃音検査法．吃音検査法 第2版 解説．学苑社，16，2016

16) Healey EC, et al.：Clinical Applications of a Multidimensional Approach for the Assessment and Treatment of Stuttering. Contemp Issues Commun Sci Disord 31：40 - 48 , 2004

●参考文献●

・　小林宏明，他（編著），宮本昌子（著）：特別支援教育における吃音・流暢性障害のある子どもの理解と支援．学苑社，2013

・　国立障害者リハビリテーションセンター：吃音について．(http://www.rehab.go.jp/ri/departj/kankaku/466/2/，2019年6月25日閲覧)

・　藤田郁代（監），熊倉勇美，他（編）：標準言語聴覚障害学　発声発語障害学．第2版，医学書院，2015

・　小澤恵美，他：吃音検査法総合評価用紙．吃音検査法 第2版．学苑社，2016

・　酒井奈緒美，他：日本語版Overall Assessment of the Speaker's Experience of Stuttering for Adults（OASES-A）の標準化　―言友会における予備的調査―．音声言語医 56：1 - 11, 2015

・　菊池良和：エビデンスに基づいた吃音支援入門．学苑社，2012

・　都筑澄夫（編著）：言語聴覚療法シリーズ13 改訂 吃音．建帛社，2008

・　森　浩一：吃音患者への対応．日耳鼻 118：1472 - 1473，2015

・　Yvonne van Zaalen, et al.（著），森　浩一，他（監訳）：クラタリング［早口言語症］　特徴・診断・治療の最新知見．学苑社，2018

・　宮本昌子：日本語版クラッタリングチェックリストの適用可能性の検討．音声言語医学　52：322 - 328，2011

・　Guitar B（著），長澤泰子（監訳）：吃音の基礎と臨床：統合的アプローチ．学苑社，2007

・　坂田善政：成人吃音例に対する直接法．音声言語医 53：281 - 287，2012

- 小林宏明：学齢期吃音の指導・支援 改訂第 2 版　ICF に基づいたアセスメントプログラム．学苑社，2014
- 大森孝一，他（編）：言語聴覚士テキスト．第 3 版，医歯薬出版，2018
- Maguire GA, et al.：Olanzapine in the treatment of developmental stuttering：a double-blind, placebo-controlled trial. Ann Clin Psychiatry 16：63-67 , 2004
- 伊藤伸二（編）：吃音者宣言　言友会運動十年．たいまつ社，1976

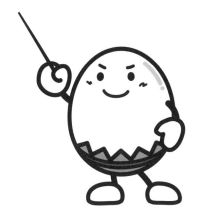

採点表

	1回目	2回目	3回目
第1章　吃音・流暢性障害の歴史			
1　吃音の古典的原因論	／8	／8	／8
2　日本の吃音・流暢性障害における指導・訓練の歴史	／13	／13	／13
第2章　吃音・流暢性障害の基礎			
1　吃音・流暢性障害の定義			
①吃音の定義	／17	／17	／17
②吃音・流暢性障害の分類	／22	／22	／22
③流暢性障害	／17	／17	／17
2　吃音・流暢性障害にかかわる解剖・生理			
①吃音の解剖・生理	／16	／16	／16
3　吃音症状と進展段階			
①吃音症状（非流暢性・二次的症状）	／22	／22	／22
②吃音症状（心理的問題）	／16	／16	／16
③吃音の進展段階（第1層～第3層）	／23	／23	／23
④吃音の進展段階（第4層）	／14	／14	／14
第3章　吃音・流暢性障害の臨床			
1　吃音の評価			
①評価の目的・概要	／15	／15	／15
②情報聴取	／15	／15	／15

	1回目	2回目	3回目
③吃音検査法（対象年齢・枠組み）	／13	／13	／13
④吃音検査法（検査場面）	／16	／16	／16
⑤吃音検査法（分析）	／17	／17	／17
⑥心理的評価と包括的・総合的評価	／11	／11	／11
⑦吃音の鑑別	／21	／21	／21
2　吃音・流暢性障害の指導・訓練			
①吃音の指導・訓練（目標・種類・開始時期）	／17	／17	／17
②保護者指導・環境調整法	／17	／17	／17
③リッカムプログラム	／16	／16	／16
④流暢な発話の促進・学齢期の環境調整	／11	／11	／11
⑤言語訓練（1）	／17	／17	／17
⑥言語訓練（2）	／15	／15	／15
⑦言語訓練（3）	／13	／13	／13
⑧認知行動療法・薬物療法とクラタリングの指導・訓練	／16	／16	／16
第4章　吃音・流暢性障害の社会的な環境調整			
1　社会的な環境調整（小児）	／15	／15	／15
2　社会的な環境調整（成人）・吃音に関連する法律	／15	／15	／15
3　セルフヘルプグループ	／12	／12	／12
合　計	／440	／440	／440

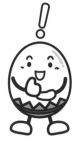

吃音・流暢性障害についての理解は深まりましたか？　p.ivにも書いたように，各ページの問題は「臨床」を意識して作ってあるので，はじめて解くとむずかしく感じる部分が多かったかもしれません。最初はできなくてもよいので，繰り返し解いて確認してください。問題ページの横にあるHINTやMEMOもぜひ参照してください。

索 引

授業・実習・国試に役立つ

言語聴覚士ドリルプラス　吃音・流暢性障害　　ISBN978-4-7878-2438-7

2020年1月15日　初版第1刷発行

編　集　者	大塚裕一
著　　　者	土屋美智子
発　行　者	藤実彰一
発　行　所	株式会社　診断と治療社
	〒100-0014　東京都千代田区永田町 2-14-2　山王グランドビル4 階
	TEL：03-3580-2750(編集)　03-3580-2770(営業)
	FAX：03-3580-2776
	E-mail：hen@shindan.co.jp(編集)
	eigyobu@shindan.co.jp(営業)
	URL：http://www.shindan.co.jp/
表紙デザイン	長谷川真由美(株式会社サンポスト)
本文イラスト	松永えりか(フェニックス),長谷川真由美(株式会社サンポスト)
印刷・製本	広研印刷株式会社

© Yuichi OTSUKA, 2020. Printed in Japan.　　　　　　　　　　　　　　　　[検印省略]
乱丁・落丁の場合はお取り替えいたします.